Anaesthesiology and Resuscitation
Anaesthesiologie und Wiederbelebung
Anesthésiologie et Réanimation

scitatiion

66

P. G. Spieckermann

Überlebens- und Wiederbelebungszeit des Herzens

Mit 32 Abbildungen

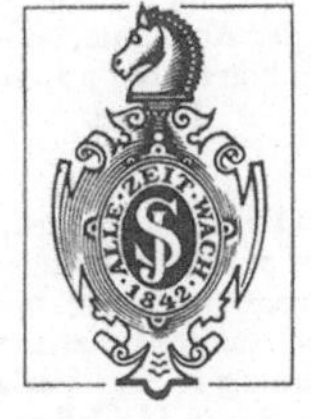

Springer-Verlag Berlin Heidelberg New York 1973

Professor Dr. med. P. G. Spieckermann
Physiologisches Institut der Universität Göttingen,
Lehrstuhl I (Direktor: Prof. Dr. med. H. J. Bretschneider)

Habilitationsschrift, Göttingen 1970

ISBN-13: 978-3-540-05964-6 e-ISBN-13: 978-3-642-65450-3
DOI: 10.1007/978-3-642-65450-3

Vorwort

Die vorliegende Publikation wendet sich in erster Linie an den klinisch tätigen Anaesthesisten, Kardiochirurgen und internistischen Kardiologen. Mein Ziel war, einen Überblick über Funktion, Stoffwechsel und Struktur des Myokards im Sauerstoffmangel zu geben und das moderne Wissen auf diesem Gebiet für die Klinik zu erschließen. Vollständigkeit der Gesichtspunkte und der Literatur konnte bei dem begrenzten Umfang des Werkes nicht angestrebt werden.

Bei der Darstellung konnte weitgehend von Befunden der eigenen Arbeitsgruppe ausgegangen werden, die zunächst in Köln (Abt. für exp. Chir. der Univ.-Kl.), später in Göttingen (Physiologisches Inst., Lehrstuhl I) erhoben wurden. Während der etwa 8jährigen Arbeit, die von der DFG gefördert wurde, haben eine große Anzahl von Wissenschaftlern an dem Projekt mitgearbeitet. K. Bonhoeffer, U. Braun, H. J. Bretschneider, J. W. Gethmann, H. Gehl, D. Grebe, N. u. R. Hähn, I. Hagemann, K. Hellberg, G. Hübner, D. Knoll, W. Kübler, B. Lohr, H. Nordeck, L. E. Orellano, F. Paulussen, J. C. Reidemeister und K. Standfuss sei an dieser Stelle noch einmal herzlich gedankt.

Mein Dank gilt ebenso den Herausgebern der Reihe „Anaesthesiologie und Wiederbelebung“ und den Herren des Springer-Verlages.

Göttingen, Juli 1972 P. G. Spieckermann

Inhalt

Abkürzungen

ADP	= Adenosin-5-diphosphat
AMP	= Adenosin-5-monophosphat
cycl. 3.5-AMP	= Zyklisches Adenosin-3.5-monophosphat
ATP	= Adenosin-5-triphosphat
ΣAdN	= Summe der Adeninnukleotide
DAP	= Dihydroxyacetonphosphat
FDP, F-1.6.-diP	= D-Fruktose-1.6-diphosphat
F-6-P	= D-Fruktose-6-phosphat
G-1-P	= D-Glucose-1-phosphat
G-6-P	= D-Glucose-6-phosphat
G-1.6-P	= D-Glucose-1.6-diphosphat
β-HB	= β-Hydroxybutyrat
Kr	= Kreatin
MS	= Milchsäure
PEP	= Phosphoenolpyruvat
2-PGs	= D-Glycerinsäure-2-phosphat
3-PGs	= D-Glycerinsäure-3-phosphat
1.3-diPGs	= D-Glycerinsäure-1.3.-diphosphat
PKr	= Phosphokreatin
pO_2	= Sauerstoffdruck
Pyr	= Pyruvat

I. Einleitung

Die Anoxietoleranz des Gesamtorganismus wird vor allem durch die Empfindlichkeit des Herzens und des Zentralnervensystems gegenüber einem Sauerstoffmangel limitiert. Obwohl das Myokard einen O_2-Mangel wesentlich länger toleriert als das Gehirn, ist letzlich der Herzmuskel für die Wiederbelebbarkeit des Gesamtorganismus entscheidend. Schon nach relativ kurzer Zeit ist das Muskelgewebe so insuffizient, daß eine für die Wiederbelebung ausreichende Perfusion des Zentralnervensystems – auch nach Aufhebung des Sauerstoffmangels – nicht mehr gewährleistet ist (SCHNEIDER, 1964).

Die Angaben der Literatur über die vom Herzen tolerierten Ischämiezeiten schwanken in einem weiten Bereich zwischen wenigen Minuten und etwa einer Stunde. Insbesondere von Herzchirurgen wird berichtet, daß normotherme Sauerstoffmangelphasen bis zu 60 min oder länger vom Myokard toleriert werden können. Diese Befunde ließen sich bisher im standardisierten Tierexperiment häufig nicht reproduzieren. Die vorliegende Arbeit versucht, die Diskrepanz zwischen klinischer Praxis und experimentellem Befund zu erklären. Für die unterschiedlichen Angaben über die Anoxietoleranz des Herzens dürfte insbesondere die differente präischämische Belastung des Organs verantwortlich sein. Hinzu kommt, daß die Anoxietoleranz des Herzens entscheidend von der angewandten Narkoseform abhängig ist.

Neben der Analyse dieser Verhältnisse werden Befunde zur Wechselwirkung zwischen Funktion, Stoffwechsel und Struktur des Myokards im Sauerstoffmangel vorgelegt. Sie erlauben es, funktionelle Störungen metabolischen und strukturellen Korrelaten zuzuordnen.

Voraussetzung für die Durchführbarkeit einer Reihe von Versuchen war die Anwendung eines relativ neuen Kardioplegieverfahrens (BRETSCHNEIDER, 1964), mit dem durch Natrium- und Calciumentzug in Kombination mit Procaingabe und Hypothermie der Energiebedarf des Myokards gegenüber Normalbedingungen um etwa den Faktor 100 gesenkt werden kann. Mit Hilfe dieses Verfahrens lassen sich metabolische und strukturelle Veränderungen so stark verlangsamen, daß sie einer exakten Analyse zugänglich werden.

II. Funktionelle Störungen im Sauerstoffmangel. Definitionen – Zeiten

Zur Aufrechterhaltung von Struktur und Funktion benötigt jede Zelle Energie. Im Myokard kann der Energiebedarf nur unter aeroben Bedingungen voll gedeckt werden. Ist aus irgendeinem Grunde die Sauerstoffversorgung des Herzmuskelgewebes eingeschränkt, kommt es zum Auftreten eines cellulären Energiedefizits, das sich in Störungen aller energieverbrauchenden Prozesse äußert und schließlich zur irreversiblen Myokardschädigung führt.

Dabei ist es zunächst gleichgültig, ob die Behinderung der Sauerstoffversorgung des Gewebes durch Asphyxie (langsam eintretender Sauerstoffmangel bei zunächst erhaltener Perfusion), Anoxie (O_2-Mangel bei erhaltener Perfusion) oder Ischämie (völlig aufgehobene Perfusion des Organs), also auf der Grundlage eines gestörten Transports des Sauerstoffs oder durch Hemmung der oxydativen Phosphorylierung zustande kommt. Die einzelnen Störungen unterscheiden sich lediglich durch die Schnelligkeit, mit der die Schädigung des Gewebes eintritt, und durch ihre unterschiedliche Reversibilität.

Es kommt zu Störungen der contractilen Funktion des Herzens, zu Elektrolytverschiebungen (Lowry et al., 1942; Kreuziger et al., 1954; Prinzmetal et al., 1961; Russel et al., 1961; Jennings et al., 1965) sowie als deren Folge zur Beeinträchtigung der elektrischen Fundamentalprozesse (Smith, 1918; Weidmann, 1956; Prinzmetal et al., 1961; Fleckenstein, 1963), zu Umstellungen im Intermediärstoffwechsel mit Übergang von aerober auf anaerobe Energiegewinnung (Pasteur-Effekt) und zu strukturellen Veränderungen der Herzmuskelzelle. Auf die Bedeutung dieser globalen Störung des Myokards für den Gesamtorganismus soll in diesem Zusammenhang nicht eingegangen werden.

Nach Unterbrechung der O_2-Versorgung treten die funktionellen Störungen in einer charakteristischen und fast gesetzmäßigen Reihenfolge auf. Die Terminologie geht im wesentlichen auf Untersuchungen von Opitz u. Schneider (1950) am Zentralnervensystem zurück. Sie läßt sich ohne Schwierigkeit auf die Verhältnisse am Herzen übertragen (Schneider, 1958, 1964; Bretschneider, 1964).

Es lassen sich drei typische Phasen unterscheiden (Abb. 1):

1. Das Stadium der ungestörten Funktion, auch als störungsfreies Intervall oder Latenzzeit bezeichnet. Während dieses nur einige Sekunden

dauernden Intervalls kommt es noch zu keinen erkennbaren Funktionsstörungen, da ein Energiedefizit wegen des im Myokard physikalisch gelösten und chemisch gebundenen Sauerstoffs nicht eintritt. Nach OPITZ u. THEWS (1952) beträgt unter Normalbedingungen (Normothermie, Normoventilation) diese intramyokardiale O_2-Reserve 0,8 Vol%. Setzt man den Sauerstoffverbrauch des Herzmuskelgewebes bei einer Frequenz von 100/min und einem mittleren arteriellen Druck von 100 mmHg mit 10 ml/100 g · min an, so reicht die intramyokardiale O_2-Reserve für etwa 8 Contractionen. Tatsächlich treten nach den Untersuchungen von SAYEN et al. (1954, 1958) nach 6–8 Cyclen erste Veränderungen der Contractionsform auf. Auch TENNANT u. WIGGERS (1935) fanden nach etwa 10 Schlägen Störungen des Oberflächenmyogramms. TATOOLES u. RANDALL (1961) beobachteten erste Veränderungen der Contraction schon 2 sec nach Beginn der Ischämie, ORIAS (1932) nach frühestens 11 sec. Nach WEST (1962) treten immer innerhalb 1 min Störungen auf. Diese Befunde stimmen mit den Untersuchungen von KREUZER u. SCHOEPPE (1963) überein. Je nach der Höhe des myokardialen Energiebedarfs dürfte die Dauer des störungsfreien Intervalls zwischen 2 und 30 sec liegen.

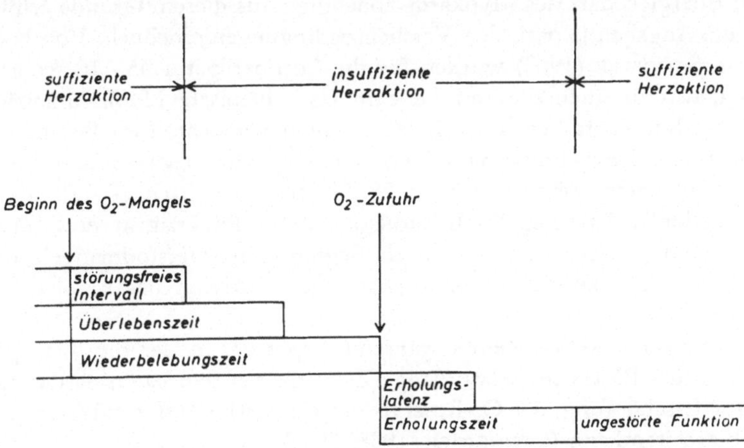

Abb. 1. Schematische Darstellung der funktionellen Störungen im Sauerstoffmangel und der Phasen während der postanoxischen Erholung

Die Phase der ungestörten Funktion ist beendet, wenn die O_2-Reserve aufgebraucht, bzw. wenn der intramyokardiale Sauerstoffdruck (pO_2) auf wenige mmHg, den sog. kritischen Sauerstoffdruck des Gewebes abgefallen ist. Dieser kritische Wert wird übereinstimmend von praktisch allen Untersuchern mit < 5 mmHg angegeben. (s. VI B 1).

Untersuchungen von SAYEN et al. (1958) zeigen, daß in 50% der Beobachtungen der polarographisch intramyokardial gemessene pO_2 innerhalb 4–20 sec auf Werte unter 10 mmHg abfällt, daß er nach 50 sec aber immer nicht mehr exakt meßbar ist.

Der Phase der ungestörten Funktion schließt sich

2. die Phase der abnehmenden Funktion an, die mit der Latenzzeit zur Überlebenszeit – oder nach einem Vorschlag von OPITZ (1952) – zur Lähmungszeit zusammengefaßt wird. Synomym werden maximale Funktionszeit (BLASIUS, 1950), Funktionserhaltungszeit und in der anglo-amerikanischen Literatur Survival Time (SUGAR u. GERHARD, 1938) gebraucht. Während dieser Zeit wird die contractile Funktion des Myokards zunehmend insuffizient. Schließlich steht das Herz nach einer häufig zu beobachtenden Flimmerphase still. CHIRAC hat diesen Ablauf schon Ende des 17. Jahrhunderts (1698) beschrieben, dem Phänomen wurde jedoch erst Mitte des vorigen Jahrhunderts größere Aufmerksamkeit zuteil (ERICHSEN, 1842; HALL, 1842; BEZOLD, 1867; COHNHEIM, 1881), als die Bedeutung der Coronarien für den plötzlichen Herztod und die Angina pectoris erkannt wurde. Wie das störungsfreie Intervall ist die Dauer der Überlebenszeit vom Energiebedarf des Myokards abhängig. Aus diesem Grunde schwanken die Angaben je nach den Versuchsbedingungen erheblich. Von KREUZER u. SCHOEPPE (1963) wurden für die Coronarligatur 45–110 sec angegeben, also für einen Zustand, bei dem das ischämische Myokard zunächst voll die Kreislaufarbeit aufrecht zu erhalten versucht. Ihre Befunde bestätigen ältere Ergebnisse von PORTER (1894) und TENNANT u. WIGGERS (1935), in deren Versuchen nach 25–340 sec bzw. nach 20–150 sec die Contractionen sistierten. Nach BRONSON (1938), PRINZMETAL et al. (1949) und GORLIN (1966) ist 2 min nach Beginn des Sauerstoffmangels nicht mehr mit einer koordinierten mechanischen Aktivität des Myokards zu rechnen.

Günstiger sind die Zeiten während Asphyxie, in der die Transportfunktion des Blutes für relativ lange Zeit erhalten sein kann, da das Herz bis zur Erschöpfung der O_2-Reserve des Gesamtkörpers wenigstens z. T. aerob arbeiten kann (SCHNEIDER, 1958, 1964).

Das isolierte, entlastete Hundeherz zeigte in unseren Versuchen während Ischämie – abhängig von der Prämedikation und der präischämischen hämodynamischen Ausgangslage – mechanische Aktivität bis etwa zur 7. bis 10. min. Diese Angabe steht in Übereinstimmung mit Befunden von CLOWES u. NEVILLE (1955), HELBIG (1961), SEBENING et al. (1963) und ISSELHARD et al. (1965). Wesentlich länger bleibt die Aktivität bei anoxischer Perfusion erhalten (KARDESCH et al., 1958, eigene Befunde), so daß anzunehmen ist, daß die Ausspülung saurer Stoffwechselendprodukte (insbesondere der Milchsäure) hierbei eine wesentliche Rolle spielt.

Kurz nach Eintritt des Sauerstoffmangels kommt es bei erhaltener Durchströmung des Myokards zu einer Katecholaminmobilisierung (WOLLENBERGER u. SHAHAB, 1965); sie erklärt die häufig zu beobachtende verstärkte Aktion des Herzmuskels zu Beginn dieses Zeitabschnitts.

Wird dem Herzen während der Phase der abnehmenden Funktion Sauerstoff in ausreichender Menge angeboten, nimmt es die normale Tätigkeit innerhalb kurzer Zeit wieder auf. Das Myokard benötigt praktisch keine Zeit zur Erholung. Wird der O_2-Mangel allerdings weiter fortgesetzt, steht das Herz schließlich still. Der Übergang zur

3. Phase der aufgehobenen Funktion ist fließend, da das Herz häufig transistorisch flimmert, bevor es makroskopisch völlig still steht.

Auch während der nun folgenden Zeitspanne ist das Herz durch O_2-Zufuhr zunächst noch wiederbelebbar. Es vergeht aber, bis das Herz erste Contractionen erkennen läßt, ein ständig wachsendes Zeitintervall, die sog. Erholungslatenz. Das Herz ist jedoch nicht sofort in der Lage, mechanische Belastungen zu tolerieren, sondern erst nach einer sog. Erholungszeit. Erholungslatenz und Erholungszeit sind mit der Dauer des Sauerstoffmangels annähernd exponentiell korreliert (SCHNEIDER, 1958, 1964). Definitionsgemäß ist die Phase der aufgehobenen Funktion beendet, wenn die Erholung einen unendlich langen Zeitraum in Anspruch nehmen würde. Das ist aber gleichbedeutend mit einer nicht mehr möglichen Wiederbelebung, mit einer irreversiblen Schädigung des Organs. Die Zeit bis zum Auftreten irreversibler Schäden – ein fließender Übergang, keine scharfe Grenze – wird deshalb auch als Wiederbelebungszeit bezeichnet und umfaßt die drei Phasen der ungestörten, abnehmenden und aufgehobenen Funktion.

Die experimentelle Bestimmung der Wiederbelebungszeit ist aus verschiedenen Gründen überaus problematisch. Anhand funktioneller Parameter kann sie nur retrospektiv, d. h. aus dem Erfolg oder Mißlingen der Wiederbelebung ermittelt werden. Dabei tritt die Schwierigkeit auf, daß durch die Perfusion während der Erholungslatenz, in der das Herz noch nicht wieder schlägt, sowie während der Erholungszeit, in der das Herz zunächst eine insuffiziente Contractionsform zeigt, zusätzliche Schädigungen – z. B. in Form eines Ödems – gesetzt werden können. Nach der Definition der Grenze der Wiederbelebungszeit müßte zudem gefordert werden, daß dem Herzen eine „unendlich lange" Zeit zur Erholung zugebilligt wird. Außerdem ist damit zu rechnen, daß auch im relativ homogenen Myokard die einzelnen Zellen eine unterschiedliche Anoxietoleranz aufweisen (SCHNEIDER, 1964).

Diese Schwierigkeiten erklären die erheblich differierenden Angaben über die Dauer der maximal vom Herzen tolerierten Ischämiezeit. RUSCH (1898), WINTERSTEIN (1904) und BLUMGART (1941) ermittelten für die Wiederbelebungszeit Werte zwischen 4 und 25 min. Nach TENNANT u.

WIGGERS (1935), WIGGERS (1950), DANFORTH u. BING (1958), JENNINGS et al. (1965), COOLEY et al. (1958) sind Schäden des Myokards nach 20 bis 23 min langer, nach YABUKI et al. (1959) nach 45minütiger Ischämie nicht mehr reversibel. PAUL et al. (1954) und MILNES et al. (1958) geben Spannen zwischen 30 und 40 min bzw. 30 und 60 min an. TATOOLES u. RANDALL (1961) kommen demgegenüber zu der Aussage, daß eine völlige Restitution der Contraction in allen Fällen nur zu beobachten ist, wenn eine Coronarobstruktion bei voller Belastung nicht länger als 1 min bestanden hat. Für eine kritische Grenze bei etwa 20–25 min sprechen auch pathologisch-anatomische Befunde (JENNINGS et al., 1960, 1965*; HORT, 1968).

Daß in der deutschsprachigen Literatur überwiegend kürzere Zeiten angegeben werden, beruht unter anderem auf der unterschiedlichen Versuchsanordnung, die sich an klinischen und speziell kardiochirurgischen Problemen orientierte (SCHNEIDER, 1958, 1964). So ermittelte SCHLOSSER (1965) eine „eben noch erträgliche Ischämiedauer des Herzens mit Erhalt einer postischämischen Sofortsuffizienz" von $4^1/_2$ min. Ähnliche Ergebnisse publizierten LÄWEN u. SIEVERS (1910), COLE u. CORDAY (1956), HEINRICH (1958) und EISENREICH et al. (1958).

III. Der Energiebedarf des Myokards

Unter Normalbedingungen wird die Coronardurchblutung und damit die Sauerstoffzufuhr stets dem Energiebedarf des Myokards angepaßt. Es gibt kaum ein anderes Gefäßgebiet, bei dem die Anpassung der Durchblutungsgröße an den jeweiligen Stoffwechselbedarf des Gewebes so schnell und genau funktioniert wie im Coronarsystem. Unter physiologischen Bedingungen im weitesten Rahmen kann deshalb der Sauerstoffverbrauch des Herzens als Maß für den Energiebedarf und den Energieumsatz des Herzmuskelgewebes angesehen werden (BRETSCHNEIDER, 1961, 1963, 1964, 1967, 1968).

Der Energiebedarf des Myokards ist abhängig von der Höhe und der Art der Arbeit, die das Herz zu leisten hat. Der normale Sauerstoffverbrauch des Herzmuskels liegt im Bereich zwischen 8 und 10 ml Sauerstoff/100 g · min (BRETSCHNEIDER, 1961, 1964). Schlägt das Organ leer, verbraucht das Myokard nur etwa 3,5–4 ml O_2/100 g · min (COHN u. STEELE, 1935; MCKEEVER et al., 1958; HOFFMEISTER et al., 1959). Unter maximaler Belastung sind Werte zwischen 25 und 35 ml O_2/100 g · min zu erwarten (LAURENT et al., 1956, KETTLER 1971).

Während einer Flimmeraktivität in Normothermie benötigt das Myokard frequenzabhängig etwa 4–5 ml O_2/100 g · min (SENNING, 1952; JARDETZKY et al., 1956; BEUREN et al., 1958; MCKEEVER et al., 1958; HOFFMEISTER et al., 1959; SEBENING et al., 1964). Nach BERGLUND et al. (1957) ist der Sauerstoffverbrauch des fibrillierenden Herzens etwa 4–9mal höher als der des stillstehenden Organs. Dieser Stillstandsumsatz schwankt je nach Kardioplegiemethode und Tierart erheblich (YEO, 1885; RHODE, 1910; VAN CITTERS et al., 1957; BEUREN et al., 1958; MCKEEVER et al., 1958; MONROE u. FRENCH, 1960; ARNOLD u. LOCHNER, 1965). BONHOEFFER (BONHOEFFER et al., 1964a u. b; BONHOEFFER, 1967) dürfte den echten Ruhesauerstoffverbrauch des Myokards am Hund bestimmt haben; die Werte liegen bei Normothermie um 0,6 ml/100 g · min und entsprechen damit etwa den Befunden für den O_2-Verbrauch der ruhenden Skeletmuskulatur.

Die Wertigkeit der einzelnen Faktoren, die den O_2-Verbrauch des Myokards beeinflussen können, wird z. Z. heftig diskutiert. Ältere Arbeiten – insbesondere deutscher und amerikanischer Autoren – haben vor allem den Einfluß der Frequenz, der Druckvolumenarbeit und der intramyokardialen Wandspannung in den Vordergrund gestellt. Als Maß für den O_2-Verbrauch wurde der „tension time index" nach SARNOFF et al. (1958) (das systolische Druck-Zeit-Integral des linken Ventrikels über 1 min), der „cardiac effort index" (das Produkt aus mittlerem Aortendruck und der Frequenz) oder die von BRETSCHNEIDER und EBERLEIN angegebene Beziehung für die biologische Herzarbeit „mittlerer systolischer Druck × Wurzel aus der Herzfrequenz" errechnet (EBERLEIN, 1966). Unter nicht zu extremen Kreislaufverhältnissen sind diese Beziehungen gut mit dem myokardialen Energiebedarf korreliert.

Sie geben aber die Belastung nicht immer korrekt wieder. Bei stark positiv inotrop wirkenden Eingriffen, z. B. Calcium- oder Noradrenalingabe oder gepaarter Stimulation können sie abfallen, obwohl der Sauerstoffverbrauch des Myokards ansteigt (SONNENBLICK, 1968). Eine straffe Korrelation zwischen errechneter Maßzahl und dem Energiebedarf des Herzmuskels auch unter extremen Kreislaufbedingungen erhält man erst, wenn neben Frequenz- und Druckparametern auch das endsystolische Volumen und als Ausdruck positiver oder negativer Inotropie die maximale Druckanstiegs-Geschwindigkeit (dp/dt max) und -Beschleunigung (d^2p/dt^2 max) im linken Ventrikel berücksichtigt werden. Diese Überlegungen sind Grundlage einer Formel zur Bestimmung des myokardialen Sauerstoffverbrauchs aus hämodynamischen Parametern, die von BRETSCHNEIDER u. Mitarb. entwickelt wurde (BRETSCHNEIDER, 1971, 1972; BRETSCHNEIDER et al., 1970, 1971; KETTLER, 1972). Angeregt haben diese Untersuchungen insbesondere die Befunde der Arbeitsgruppe um BRAUNWALD, die sich intensiv mit den Determinanten des myokardialen Energiebedarfs beschäftigt hat. Nach diesen Ergebnissen bestimmen vor allem

1. die intramyokardiale Wandspannung,
2. die Geschwindigkeit der Myokardcontraction,
3. die Herzfrequenz,
4. die Druck-Volumen-Arbeit,
5. der basale Stoffwechsel,
6. die Temperatur

den Sauerstoffverbrauch des Herzens (SONNENBLICK, 1968), wobei die Reihenfolge nur bedingt Ausdruck einer Wertung ist. Die einzelnen Faktoren sind nicht isoliert zu betrachten, sondern können sich teilweise wechselseitig beinflussen.

Veränderungen dieser Determinanten bedingen eine entsprechende Reaktion des Energiebedarfs und dürften eine Zu- oder Abnahme der Anoxie- oder Ischämietoleranz des Myokards bewirken.

IV. Prinzipielle Möglichkeiten zur Erhaltung der Organfunktion und zur Senkung des myokardialen Energiebedarfs

Die Einführung der Technik der Gesamtkörperperfusion mit Hilfe der Herz-Lungen-Maschine ermöglichte es, das Herz zeitweise aus dem Körperkreislauf auszuschalten. Eine Reihe kardiochirurgischer Eingriffe haben zusätzlich ein ruhiges, schlaffes Herz und ein trockenes Operationsfeld zur Voraussetzung. Diese Anforderungen sind nur zu erfüllen, wenn das Herz in Ischämie stillgestellt wird. Die geringe Anoxietoleranz des Herzens begrenzt jedoch die „nutzbare" Ischämiezeit. Andere Operationen wiederum – z. B. Korrekturen veränderter Aortenklappen, Eingriffe an der herznahen Aorta oder den Coronarien – unterbrechen die Perfusion der Coronarien und bedingen so selbst eine Ischämie des Organs. In den letzten 20 Jahren sind eine Reihe von Verfahren entwickelt worden, die die dabei auftretenden Schwierigkeiten verringern oder beseitigen sollen. Es handelt sich um die selektive Coronarperfusion und um verschiedene Methoden, durch die das Herz stillgestellt und damit der myokardiale Energiebedarf reduziert wird. Hinzu kommen die verschiedenen Möglichkeiten der sog. assistierten Zirkulation, die überwiegend bei internistischen Problemen angewandt werden, deren praktische Bedeutung jedoch zum jetzigen Zeitpunkt noch gering ist.

A. Die selektive Coronarperfusion

Die Methode der selektiven Coronarperfusion hat sich in der Klinik für bestimmte Fragestellungen weitgehend durchgesetzt (Gregg u. Shipley, 1944; Shumway et al., 1955; Roe et al., 1958; Kay et al., 1958; Littlefield et al., 1960; Björk, 1961; Borst, 1966; Senning, 1967). Dabei wird der orthograden Perfusion gegenüber der retrograden vom Sinus coronarius aus (Blanco et al., 1956; Lillehei et al., 1956, 1958; Salisbury et al., 1956; Gott, 1957; Micozzi et al., 1959) der Vorzug gegeben (Shumway, 1959). Eine Perfusion beider Coronarien ist aufgrund der anatomischen Gegebenheiten anzustreben (Kay et al., 1958; Giersberg u. Thiele, 1969). Die Coronarperfusion kann mit Hypothermie unterschiedlichen Ausmaßes kombiniert werden. Die auf Nysten (1811) zurückgehende ortho- oder retrograde Persufflation des Coronarsystems mit Sauerstoff (Magnus, 1902; Sabiston et al., 1959; Talbert et al., 1960) hat sich nicht durchsetzen können, auch nachdem die Arbeitsgruppe um Lochner neue Befunde zu dieser

Methode vorgelegt hat (MÜLLER-RUCHHOLTZ et al., 1967; ARNOLD, 1967; LOCHNER et al., 1968). Zur Ausschaltung der Herzaktion kann die normale Herzschlagfolge aufgehoben (HEADRICK et al., 1960) oder elektrisch in Flimmern überführt werden (SENNING, 1952, 1953, 1955; GLENN u. SEWELL, 1953). Die Möglichkeit, pharmakologisch Flimmern zu induzieren (BURN, 1960), wird praktisch nicht ausgenutzt.

Die selektive Coronarperfusion ist mit einer Reihe von Nachteilen verbunden (GLENN et al., 1960). Das Operationsfeld ist nicht trocken, das Herz tonisiert, die Coronarkanülen behindern den Operateur. Die Zeit bis zum Ingangkommen der Perfusion – nach SENNING (1967) 3–12 min – ist als eine das Myokard schädigende Ischämieperiode anzusehen. Bei den häufigen anatomischen Varianten des myokardialen Versorgungstyps, insbesondere bei ostiennahen Verzweigungen der Coronarien, bleiben einzelne Myokardbezirke ohne Sauerstoffversorgung. Außerdem muß mit Verletzungen und mit reaktiven stenosierenden Veränderungen der Gefäße auf Mikroläsionen gerechnet werden (ROE, 1964; HEILBRUNN u. ZIMMERMAN, 1965; ROBERTS, 1967; SENNING, 1967; FISHMAN et al., 1968; SILVER et al., 1969). Bei Fortfall koordinierter Herzaktionen, die normalerweise eine Flüssigkeitseinlagerung in das Muskelgewebe verhindern (BRETSCHNEIDER, 1961), kommt es zu einer erheblichen Ödembildung. Während einer einstündigen normothermen Perfusionsphase mit Flimmern nimmt das Organgewicht um etwa 50% zu (SENNING, 1967). Die Vielzahl der Nachteile hat dazu geführt, andere Verfahren zur kurz- bis mittelfristigen Organkonservierung in situ zu erproben.

B. Der induzierte Herzstillstand

Die für die Coronarperfusion aufgezeigten Nachteile kommen den Kardioplegieverfahren nicht zu. Das Operationsfeld ist trocken, das Myokard ruhig und schlaff. Luftembolien können nicht auftreten. Die Dauer der nutzbaren Ischämiephase ist jedoch wegen der geringen Anoxietoleranz des Myokards begrenzt. Die Anoxietoleranz ist um so größer, je geringer der myokardiale Energiebedarf während der Ischämie ist.

An eine optimale Herzstillstandsmethode müssen folgende Forderungen gestellt werden:

1. Einfache Durchführung.
2. Der Stillstand muß prompt eintreten.
3. Das Herz muß in Diastole elektrisch und mechanisch zuverlässig ruhigstehen.
4. Der Ruheenergieumsatz des Myokards muß niedrig sein, um eine möglichst große Anoxie-Toleranz des Organs zu gewährleisten.
5. Das Verfahren muß gut reproduzierbar sein.
6. Die Kardioplegie muß gut reversibel sein.

7. Das Kardioplegicum darf nicht toxisch wirken, wenn es in den Kreislauf gelangt.

Die Auswertung der Literatur zeigt, daß keine der in der zweiten Hälfte der 50er Jahre entwickelten Kardioplegieformen diesen strengen Kriterien genügt. Wegen ihrer einfachen Durchführbarkeit hat sich in der Klinik lediglich der rein ischämische Herzstillstand in Normo- oder Hypothermie durchsetzen können (Schaudig u. Borst, 1965).

Nachteile des künstlichen Herzstillstands sind die Empfindlichkeit des Myokards einer Überdehnung gegenüber (Senning, 1952; Miller et al., 1954; Darby et al., 1958; Monroe u. French, 1960; Sebening et al., 1964), die fehlende Möglichkeit, Verletzungen des Reizleitungsgewebes rechtzeitig zu erkennen und die Effektivität einer Korrektur zu beurteilen sowie die mit der Ischämiedauer zunehmende anoxische Schädigung des Myokards (Schaudig u. Borst, 1965).

Ein Herzstillstand kann durch Anoxie, Hypothermie, pharmakologisch oder durch Eingriffe in den Elektrolythaushalt induziert werden. Die Möglichkeiten sind seit etwa 100 Jahren bekannt (Anrep, 1879; Ringer, 1883), praktisch bedeutsam wurden die Kardioplegieverfahren jedoch erst mit der schnellen Entwicklung der Herzchirurgie nach etwa 1950.

1. Der rein ischämische Herzstillstand

a) Der normotherme ischämische Herzstillstand. Wird die Aorta abgeklemmt bzw. der Aortenbulbus eröffnet, steht das Herz nach Ablauf der Überlebenszeit still. Unter normothermen Bedingungen ist die nutzbare Ischämiedauer auf 10–15 min begrenzt (Sicherheitsgrenze – Cooley et al., 1958; Bretschneider, 1961; Schaudig u. Borst, 1965), keinesfalls sollte die Ischämie jedoch über 25 min ausgedehnt werden (Wesolowski et al., 1953; Clowes u. Neville, 1954; Cass, 1959). Durch intermittierende Perfusion verlängert sich die nutzbare Ischämiezeit entsprechend.

b) Der hypotherme ischämische Herzstillstand. Unterhalb 25° C geht normalerweise die Herzaktion in Flimmern über, dessen Frequenz bei weiterer Temperatursenkung kleiner wird (Thauer u. Brendel, 1961). Bis etwa 15° C ist die Aktivität des Myokards in der Regel mit bloßem Auge gut sichtbar, unterhalb 15° C lassen sich aber praktisch immer im EKG Flimmerwellen nachweisen. Die Herzen sind relativ stark tonisiert. Ein echter diastolischer Herzstillstand in Hypothermie wird nur extrem selten beobachtet (Gollan, et al. 1955; Bonhoeffer, 1967).

Entsprechend der RGT-Regel wird der Energiebedarf des Myokards gesenkt und damit die Anoxietoleranz des Organs verbessert. Der hypotherme Herzstillstand wurde nach den klassischen Experimenten von Gollan (1954, 1959, Gollan et. al., 1957) in die Klinik eingeführt. Senkung der Temperatur um 10° C verdoppelt etwa die Anoxietoleranz. Nach den Berechnungen BRETSCHNEIDERS (1961) beträgt die zulässige Asystoliezeit bei 37° C 10, bei 27° C 20, bei 17° C 42 und bei 7° C 92 min. Diese Werte stimmen gut mit der klinischen Erfahrung überein (BORST, 1966; BIRCKS u. PULVER, 1967). Ein homogenes intramyokardiales Temperaturfeld kann nur durch Perfusion mit gekühltem Blut oder kalten Blutersatzlösungen gewährleistet werden. Umschichtung des Herzens mit Eisschnee oder Übergießen des Myokards mit kalten Lösungen (SHUMWAY et al., 1959; URSCHEL et al., 1959; HIRSCH et al., 1960; HEIMBECKER u. LAJOS, 1962) führt zu erheblichen Temperaturgradienten bis zu 15° C (KREUZER et al., 1963) und birgt zudem die Gefahr subendo- oder subepikardialer Schädigung (SPEICHER et al., 1962; MEESSEN, 1964).

2. Der pharmakologisch induzierte Herzstillstand

a) Lokalanaesthetica. ANREP berichtete schon 1879 über einen durch Cocain induzierten Herzstillstand. HERBST und Mitarb. (1958a u. b) sowie FERUGLIO u. ZILIOTTO (1959) versuchten, die Acetylcholin-bedingte Asystolie durch Zugabe geringer Mengen Procain (0,02%) zu stabilisieren. Procain allein und zusätzlich in Kombination mit Natrium- und Calciumentzug wurde erstmalig von BRETSCHNEIDER (1964) zur gezielten Erzeugung eines Herzstillstandes verwandt. Später hat HÖLSCHER (1965) versucht, den Magnesium-Chlorid-Stillstand durch Gabe von Procainamid zu verbessern. Die Wirkung des Procains beruht auf einer Stabilisierung der Membran im polarisierten Zustand (BISHOP, 1932) durch Beeinflussung des Natriumtransportsystems (FLECKENSTEIN, 1954; WEIDMANN, 1956, 1964).

1967 wurde die Verwendung des an der Zellmembran ähnlich wie Procain wirkenden Chlorpromazins (kein Lokalanaestheticum) als Mittel zur Verlängerung der Überlebens- und Wiederbelebungszeit des Herzens vorgeschlagen (NAKAE).

b) Acetylcholin. Intrakardiale Applikation von Acetylcholin unterbricht am isolierten, perfundierten Organ für eine kurze Zeit die Aktivität des Myokards (FRÖHLICHER, 1945). Untersuchungen von BJÖRK (1948) am Ganztier führten jedoch nicht zum Erfolg. Erst die von LAM und Mitarb. (1955, 1957a u. b, 1958) und SERGANT et al. (1956) angewandten hohen Dosen stellten das Herz still. Der Mechanismus beruht auf der durch Steigerung der Kaliumpermeabilität bedingten Hyperpolarisation besonders der Membranen des spezifischen Reizbildungs- und Reizleitungssystems (WEIDMANN, 1956, 1964; REICHEL, 1961; PAES DE CARVALHO, 1965). Der Herzstillstand kann durch mechanische Irritation des Myokards aufgehoben werden, ektopische Extrasystolen sind nicht selten zu beobachten (DEL MISSIER et al., 1957; ISSELHARD et al. 1965). Häufig tritt der Stillstand verzögert ein, so daß an eine Interferenz mit anoxischen Schädigungen zu denken ist (GOTT et al., 1959; BHONSLAY et al., 1961; HELBIG, 1961). BROCKMAN u. FONKALSRUD (1958) benutzten anstelle des Acetylcholins

Mecholyl und MERRITT et al. (1958) Prostigmin. Weitere Befunde zum Herzstillstand mit Acetylcholin stammen von MOULDER et al. (1956), HERBST et al. (1958a u. b), FERUGLIO u. ZILIOTTO (1959), REDO u. PORTER (1959) und PISKORZ et al. (1959).

Unspezifisch auf das Herz wirkende Pharmaka wie etwa hohe Dosen von Barbituraten, können wegen ihres allgemein depressiven Einflusses auf Myokard und Gesamtkörper nicht zur Induzierung eines artefiziellen Herzstillstandes verwandt werden.

3. Der durch Eingriffe in den Elektrolythaushalt bedingte Herzstillstand

Über den Elektrolythaushalt kann die Kardioplegie prinzipiell durch Veränderungen der Kationenkonzentration hervorgerufen werden. Seit 1955 sind die einzelnen Möglichkeiten isoliert oder in verschiedenen Kombinationen experimentell erprobt und zum Teil auch klinisch angewandt worden.

a) Der Kaliumstillstand. Erhöhung der extracellulären Kaliumkonzentration senkt entsprechend der Nernstschen Formel konzentrationsabhängig das Membranpotential, so daß schließlich mit der auftretenden Depolarisation die Zellmembran unerregbar wird (WEIDMANN, 1956; HOFFMANN u. SUCKLING, 1956; HOFFMANN u. CRANEFIELD, 1960; PAS DE CARVALHO, 1965). Die erste Mitteilung eines durch Kaliumerhöhung hervorgerufenen Herzstillstandes stammt von RINGER (1883). WINCKLER u. Mitarb. (1938) bestimmten die einen Stillstand auslösende Konzentration zu 14–16 mval/l. Zur Verlängerung der Wiederbelebungszeit wurde das Kalium in Form des Citrats 1955 von MELROSE et al. empfohlen. Die den Energiebedarf senkende Wirkung der Kaliumerhöhung wird durch die citratbedingte Erniedrigung des Calciums unterstützt (BAKER u. DREYER, 1956; BAKER et al., 1957). Der Kaliumstillstand wurde in die Klinik eingeführt (EFFLER et al., 1956), nachdem KOLFF et al. (1956) am Hund die Reversibilität der Kardioplegie nachgewiesen hatten. KOLFF et al. (1957b), BAKER et al. (1957), WASSERMAN et al. (1959), ISSELHARD et al. (1965) verglichen Kaliumchlorid und Kaliumcitrat miteinander. SONES (1958) faßte die Ergebnisse von EFFLER et al. (1957) und KOLFF et al. (1957a) zusammen. Weitere Befunde wurden von LAM et al. (1955), BENTALL u. MELROSE (1957), HELMSWORTH et al. (1958a), KAPLAN et al. (1958), NUNN et al. (1958), DODRILL u. TAKAGI (1960), HALL et al. (1960), MCFARLAND et al. (1960), GOTT et al. (1962), JORDAN u. LOCHNER (1962), LEE et al. (1962, 1966), BONHOEFFER (1967) vorgelegt. Bei der meistgewählten Applikationsart des Kaliums – Stoßinjektion in den Anfangsteil der Aorta – ist eine notwendige genaue Dosierung des Kardioplegicums schwierig. Die Dosierung ist jedoch kritisch: unterhalb einer bestimmten Kaliummenge tritt kein Stillstand auf, oberhalb einer nur sehr schmalen Sicherheitsspanne nimmt der Energiebedarf des Myokards wieder zu (HEGNAUER et al., 1934; SOLANDT, 1936; WHALEN, 1957; ISSELHARD et al., 1965; BONHOEFFER, 1967) so daß die Anoxietoleranz des Myokards eingeschränkt wird.

Die Wiederbelebbarkeit des Myokards ist bei Anwendung von Kaliumcitrat oder anderer calciumfällender Substanzen erschwert (KAPLAN et al., 1958; WASSERMANN et al., 1959; WILLMAN et al., 1959; BERNE et al., 1958, 1964; GOTT et al., 1957, 1960; ISSELHARD et al., 1965; LEE et al., 1966; PENPARGKUL u. SCHEUER, 1969). Über Schädigungen der Struktur während und nach einem Kaliumstillstand berichteten LÖHR (1960), LÖHR et al. (1960), HELMSWORTH et al. (1958b, 1959) und McFARLAND et al. (1960).

b) Der Calciumentzugstillstand. Erniedrigung des extracellulären Calciums führt über eine elektromechanische Entkopplung zum Herzstillstand, die elektrische Aktivität des Myokards bleibt erhalten (MINES, 1913; PENPARGKUL u. SCHEUER, 1969). RIBERI u. SHUMAKER (1958) benutzten zur Senkung des ionisierten Calciumanteils im Herzmuskel Natriumcitrat, auch EDTA und Oxalat wurden experimentell erprobt (HÖLSCHER, 1962; LEE et al., 1966). Der Kaliumcitratstillstand stellt eine Kombination aus Calciumentzug und Kaliumkardioplegie dar. CLARK u. Mitarb. (1960) verwandten zur kontinuierlichen Perfusion des Myokards Blut, aus dem das Calcium durch Ionenaustauscherharze entfernt worden war. Calciummangel unterstützt den von BRETSCHNEIDER (1964) entwickelten Herzstillstand durch Natriumentzug und Procaingabe.

c) Der Magnesiumstillstand. 1907 berichteten MATTHEW u. JACKSON, daß bei i.v. Applikation großer Dosen von Magnesiumsulfat oder -chlorid ein Herzstillstand auftreten kann. Die kritische Serumkonzentration liegt nach SMITH et al. (1939) bei etwa 30 mval/l. Magnesium allein scheint ein recht unzuverlässiges Kardioplegicum zu sein (MERRITT et al., 1958). Deshalb wird es meist nur in Kombination mit anderen kardioplegisch wirkenden Substanzen verwandt (YOUNG et al., 1956; SEALY et al., 1957, 1958; HÖLSCHER 1965, NAKAE, 1967; KIRSCH 1970, 1971). BEDNARIK u. Mitarb. (1968) benutzten ohne eindeutigen Erfolg für Transplantationsversuche K-Mg-Aspartat. Die in den letzten zwei Jahren vor allem in Deutschland diskutierte Methode des Herzstillstands mit Mg-Aspartat in Kombination mit Procain (Cardioplegin der Fa. Dr. F. Köhler Chemie, Alsbach, Bergstr.) wurde nach Tierversuchen von KIRSCH (1970, 1971) in die Klinik eingeführt. Inzwischen liegen weitere experimentelle und auch klinische Befunde zu dieser Kardioplegieform vor (MENDLER et al., 1971; KNOLL et al., 1971; KALMAR et al., 1971; NASSERI, 1971; s. Anhang). Intensiv untersucht wurde der Magnesiumstillstand durch die Arbeitsgruppe von WEBB et al. (1968a u. b, 1969). Zum Mechanismus der Magnesiumwirkung siehe ANTONI et al. (1962) und ENGBAEK (1952).

Neben der selektiven Coronarperfusion und dem induzierten Flimmern spielen die bisher erwähnten Kardioplegieverfahren mit Ausnahme des rein ischämischen Herzstillstands in Normo- oder Hypothermie klinisch kaum eine Rolle mehr; sie werden seit etwa 1960 praktisch nicht mehr angewandt, da sie den Kriterien eines „guten“ Herzstillstandes nicht genügen. Die Durchsicht der Literatur zeigt, daß zwar normotherme Kardioplegieperioden bis etwa 25–30 min Dauer überlebt wurden (KOLFF et al., 1965; HELMSWORTH et al., 1959), daß aber zweckmäßigerweise der Stillstand nicht über die auch für die einfache normotherme Ischämie geltende Sicherheitsgrenze von 10–15 min ausgedehnt wird (SCHAUDIG u. BORST, 1965; GALLETTI u. BRECHER, 1962). Schwierigkeiten ergeben sich insbesondere dadurch, daß bei Stoßinjektion des Kardioplegicums in den Bulbus aortae kein definiertes Elektrolytmilieu des Extracellularraums bzw. eine homogene Verteilung des Pharmakons zu erreichen und damit die Reproduzierbarkeit der Methode eingeschränkt ist. Die Forderung einer homogenen Verteilung ist nur durch mehrminütige selektive Perfusion des Coronarsystems zu erfüllen. Fortschritte wurden erst wieder erzielt, nachdem unter der Leitung BRETSCHNEIDERS der

d) Natriumentzugstillstand experimentell erprobt (BRETSCHNEIDER, 1964; KÜBLER, 1967) und im gleichen Jahr von SØNDERGAARD in die Klinik eingeführt wurde (SØNDERGAARD u. SENN, 1967). Die Senkung der Natriumkonzentration des Extracellularraumes auf den intracellulären Wert, so daß ein Aktionspotential von der Myokardzelle nicht mehr aufgebaut werden kann, wird unterstützt durch Calciumentzug und Procaingabe. Eine homogene Verteilung der Ionen und der übrigen Bestandteile des Perfusats im Extracellularraum ist durch eine mehrminütige selektive Coronarperfusion garantiert. Diese Kardioplegieform senkt in Kombination mit Hypothermie (5° C) den Energiebedarf des Myokards verglichen mit Normalbedingungen (10 ml O_2/100 g · min) um etwa den Faktor 100 (s. BONHOEFFER, 1967). Unter experimentellen Bedingungen toleriert das Herz dann einen Sauerstoffmangel von mehr als 7 Std. Diese Methode wurde bei den in der vorliegenden Arbeit diskutierten Versuchen immer dann angewandt, wenn es zweckmäßig erschien, den myokardialen Energiebedarf zu senken, um so die Stoffwechsel- oder Strukturveränderungen – sozusagen in „Zeitlupe“ – besser verfolgen zu können.

C. Die assistierte Zirkulation

Unter dem Oberbegriff „assistierte Circulation“ sind in den letzten Jahren verschiedene Verfahren entwickelt worden, die das Herz für begrenzte Zeit partiell entlasten. Es handelt sich um den venoarteriellen Bypass (mit oder ohne Oxygenator), den Links-Herz-Bypass und die arterielle Gegenpulsation. Durch diese Verfahren wird die Druckarbeit des linken Ventrikels allein (arterielle Gegenpulsation) oder die Druck-Volumen-Arbeit des linken Ventrikels bzw. des Gesamtherzens vermindert und damit der Sauerstoffverbrauch des Myokards gesenkt (Übersicht s. LOOGEN et al., 1967).

Die Möglichkeit, die energetische Belastung des Herzens durch pharmakologische Eingriffe zu beeinflussen, soll in diesem Zusammenhang nicht erörtert werden; in einigen Abschnitten der Arbeit wird darauf eingegangen.

V. Methodik

A. Versuchstiere, Prämedikation und Narkose

Die Versuche wurden an Bastardhunden von 18–37 kg Körpergewicht durchgeführt.

Eine Stunde nach einer Morphin-Prämedikation (2 mg/kg) wurde die Narkose mit Pentobarbital[1] (10–15 mg/kg) eingeleitet. Nach Intubation wurden die Tiere durch einen Engström-Respirator[2] mit Raumluft, reinem Sauerstoff oder einem Gemisch aus N_2O und Sauerstoff, denen über einen Vapor-Verdampfer[3] Halothan[4] beigemischt war, künstlich beatmet. Bei einer Atemfrequenz von 14–16/min war das Atemvolumen so eingestellt, daß der kontinuierlich mit einem Ultrarot-Absorptionsspektrographen[5] gemessene CO_2-Gehalt der Ausatmungsluft endexspiratorisch zwischen 4,5 und 5 Vol.-% lag.

Ein von diesem Schema abweichender vorbereitender Versuchsablauf wird im Text jeweils besonders erwähnt. Das gilt insbesondere für Versuche über den Einfluß verschiedener Narkosemittel auf den Stoffwechsel der energiereichen Phosphate und die Anoxietoleranz des Herzens. Außer Barbiturat- und Halothan-Narkose wurden folgende Verfahren untersucht: Äther-, Chloroform-, Chloralose-Urethan-, Ketamine[6]-, Penthrane[7]-Narkose und die Neurolept[8]-Analgesie. Prämedikation und Narkosedurchführung waren jeweils klinischen Verhältnissen angepaßt.

B. Operatives Vorgehen

1. Vorbereitende Eingriffe und Registrierungen

Über einen etwa 2 cm langen Hautschnitt wurde von einem Nebenast der A. femoralis aus ein Polyäthylenkatheter (Durchmesser 1–2 mm) zur Messung des arteriellen Blutdrucks in die Aorta thoracalis, in einem Teil der Versuche ein zweiter Katheter von einem Nebenast der Vena femoralis

[1] Nembutal, Fa. Abbott, Frankfurt (Main).
[2] Engström-Respirator, Fa. Mivab, Stockholm.
[3] Vapor-Verdampfer, Fa. Dräger, Lübeck.
[4] Halothan, Farbwerke Hoechst, Frankfurt (Main).
[5] URAS-M, Fa. Hartmann + Braun, Frankfurt (Main).
[6] Ketamine, Fa. Parke-Davis, München.
[7] Penthrane, Fa. Abbott, Frankfurt (Main).
[8] Dehydrobenzperidol und Fentanyl, Fa. Janssen-Pharmaceutical, Düsseldorf.

zur Messung des zentralvenösen Druckes bis in Höhe des rechten Vorhofs vorgeschoben. Arterielle und zentralvenöse Blutdruckwerte wurden über Statham-Transducer und Trägerfrequenzverstärker[9] aufgenommen und simultan mit den drei EKG-Standardableitungen, dem exspiratorischen CO_2-Gehalt sowie speziellen Perfusionsdrucken auf einem 8fach-Schreiber[10] registriert.

In die Vena femoralis der Gegenseite wurde ein Polyäthylenkatheter mit Hahnkanüle zur Infusion von Plasmaexpandern, Elektrolytlösungen oder Injektion von Pharmaka sowie zur Entnahme von Blutproben eingebunden. In bestimmten Zeitabständen oder nach Bedarf und Fragestellung wurden in arteriell und venös entnommenen Blutproben folgende Messungen durchgeführt: Hämatokritwert (Mikroverfahren), O_2-Sättigung (Oxymetrie – American Optical), Natrium und Kalium (Flammenphotometer Eppendorf), Calcium und Magnesium (Atomabsorptions-Spektrophotometer – Perkin Elmer 303), Säurebasenstatus (Mikro-Astrup-Verfahren). Eventuell festgestellte Abweichungen von der Norm wurden entsprechend behandelt und wenn möglich ausgeglichen.

2. Thorakotomie

Nach einer etwa 45 min langen steady state-Phase wurden die Tiere median thorakotomiert und der Herzbeutel von basal nach apikal eröffnet. V. cava sup. und inf., A. pulmonalis und Aorta wurden mit einem Nabelschnurbändchen umschlungen, die V. acygos unterbunden. Bei den Versuchen ohne Coronarperfusion konnte das Anschlingen und Unterbinden der Gefäße entfallen.

3. Ablauf des Versuchs in den einzelnen Gruppen

a) Versuche ohne Coronarperfusion. Vor Einleitung der Ischämie erhielten alle Tiere etwa 2 min lang zur Erhöhung der myokardialen O_2-Reserve als Atemgas Sauerstoff.

Quere Durchtrennung der Aorta mit einer Schere leitete die Ischämie des Myokards schlagartig ein. Nach der sofort anschließend vorgenommenen Entnahme einer etwa 1,5–2 g schweren Herzmuskelprobe als Nullwert wurde das Herz herausgeschnitten und in einem auf 35° C vortemperierten Ringerbad inkubiert.

Bei den Versuchen mit präischämischer Entlastung des linken Ventrikels durch einen partiellen Bypass sog eine okklusiv gestellte Rollerpumpe[11] Blut aus dem linken Vorhof über einen PVC-Katheter (Charr. 24),

---

[9] Statham-Element Typ P 23 Db und Trägerfrequenzverstärker der Fa. Hellige + Co., Freiburg i. Br.

[10] 8fach-Schreiber, Fa. Hellige + Co., Freiburg i. Br.

[11] Pemco-Rollerpumpe, Fa. Pemco, Cleveland (Ohio), USA.

der über das Herzohr eingeführt war, und leitete es nach Durchgang durch einen Rohrbündelwärmeaustauscher über eine Kanüle in die A. femoralis. Das System war vor Anschluß mit einem Plasmaexpander gefüllt (ca. 1 l). Es drainierte – je nach eingestellter Pumpendrehzahl – etwa 2–3 l/min. Die Ischämie wurde nach einem 10minütigen Kreislauf-steady state eingeleitet.

b) Versuche mit Coronarperfusion. In diese Gruppe fallen die Ischämieversuche über den Stoffwechsel des Myokards in Hypothermie ohne Kardioplegie sowie alle Kardioplegie- und Reperfusionsversuche.

Die Coronarperfusion erfolgte von einem endständig verschlossenen PVC-Katheter (Charr. 18–20) mit 4 seitlichen Öffnungen an der Spitze aus, der über die rechte A. subclavia bis vor die Aortenklappe geschoben war. Eine Rollerpumpe förderte das mit Sauerstoff gesättigte und im Kurzschluß vortemperierte Perfusat durch einen Rohrbündelwärmeaustauscher oder eine Kupferschlange in einem Thermostaten[12] in den Katheter. Das Perfusionsvolumen war über die Pumpendrehzahl auf 15 ml/kg Körpergewicht eingestellt und wurde nach einigen Minuten auf 10 ml/kg Körpergewicht reduziert. Gleichzeitig mit dem Einschalten der Perfusionspumpe wurde die Aorta durch Zuziehen des vorher gelegten Nabelschnurbändchens um den Katheter verschlossen, so daß bei zugeschlagener Aortenklappe das Perfusat nur über die Coronarien abfließen konnte. Ein Zuschlagen der Aortenklappe kann in allen Fällen durch kurzzeitiges Erhöhen des Perfusionsvolumens erreicht werden. In schneller Folge wurden dann das rechte und linke Herzohr aufgeschnitten, der linke Ventrikel durch eine Stichinzision in die Spitze und einen eingeführten Katheter (Charr. 20) entlastet sowie A. pulmonalis, V. cava sup. et inf. durch Zuziehen der gelegten Bändchen verschlossen. Der Perfusionsdruck wurde im Nebenschluß über ein Statham-Element und einen Trägerfrequenzverstärker gemessen und fortlaufend registriert. Das Perfusionsvolumen konnte an Hand von Eichkurven oder nach Beendigung des Versuchs durch direkte Messung ermittelt werden.

In neuerer Zeit erfolgte die Coronarperfusion nicht mehr über einen Katheter, sondern aus Gründen technischer Vereinfachung von einer 3 mm dicken endständig verschlossenen Kanüle mit seitlichen Perforationen aus, die in den Anfangsteil der Aorta eingestochen wurde. Eine Gefäßklemme nach Lees verschließt anstelle des Nabelschnurbändchens die Aorta nach distal hin. Perfusate s. S. 20

α) Versuche über den Stoffwechsel des Myokards während eines rein ischämischen Herzstillstands in Hypothermie. Zur Vermeidung einer hypoxydotischen Stoffwechsellage beim Übergang auf die Coronarperfusion wurden die Herzen zunächst für 5 min mit einer auf 5° C abgekühlten sauerstoffge-

---

[12] Ultra-Thermostat oder Kryostat, Fa. Haake, Berlin.

sättigten modifizierten Tyrode-Lösung perfundiert. Die Einstellung der für die Ischämie gewünschten Temperatur erfolgte dann durch eine sich anschließende 10minütige Durchströmung des Myokards mit dem vortemperierten Perfusat. Die Einstellung der Temperatur wurde am Sinusausfluß mit einem empfindlichen Quecksilber-Thermometer kontrolliert. Am Ende dieser Phase wurde noch unter aeroben Bedingungen eine Herzmuskelprobe entnommen, das Herz exzidiert und in einem Bad der entsprechenden Temperatur inkubiert. Die Temperaturen wurden durch Bad-Thermostate geregelt, wobei die Inkubationsgefäße bei Versuchen in tiefer Hypothermie (15 und 5° C) im Kühlschrank aufbewahrt wurden.

β) Versuche über den Stoffwechsel des Myokards während Kardioplegie in Normo- und Hypothermie. Die Perfusion des Myokards erfolgte sofort mit der auf die gewünschte Temperatur eingestellten Sauerstoff-gesättigten kardioplegischen Lösung. Da das Myokard in Kardioplegie völlig erschlafft, stellt sich ein relativ niedriger Perfusionsdruck von 35–40 mmHg ein. Bei Versuchen, in denen der Perfusionsdruck höher lag, wurde der Fluß gering reduziert. Da mit sinkender Temperatur Elektrolytgleichgewichte sich langsamer einstellen, mußte je nach Temperaturbereich unterschiedlich lang – zwischen 5 min bei 35° C und 12 min bei 5° C – perfundiert werden.

γ) Versuche über den Stoffwechsel des Myokards während Reperfusion. Die Versuche wurden in Kardioplegie bei 25° C durchgeführt. Dabei verblieben die Herzen in situ. Die erste 10minütige Reperfusion erfolgte nach einer Zeit, in der erfahrungsgemäß unter diesen Bedingungen das Phosphokreatin zerfallen und das ATP im Mittel auf 4 μmol/g reduziert war. Eine zweite Reperfusionsphase von 10 min Dauer wurde angeschlossen, wenn das ATP auf Werte unter 2 μmol/g abgefallen war.

Zusammensetzung der Perfusate und Inkubationslösungen

Ringer Lösung (n. DAB 7)

Na^+	147	mval/l
K^+	4	mval/l
Ca^{++}	4,5	mval/l
Mg^{++}	—	mval/l
Cl^-	155,5	mval/l

Tyrode-Lösung (mod.)

Na^+	142	mval/l
K^+	5	mval/l
Ca^{++}	5	mval/l
Mg^{++}	—	mval/l
Cl^-	152	mval/l
Glukose	5,5	mmol/l

osmot. Träger ad. 310 mosmol/l (Rheomacrodex)

kardioplegische Lösung

Na^+	10–12 mval/l
K^+	7–10 mval/l
Ca^{++}	— mval/l
Mg^{++}	2 mval/l
Cl^-	26–31 mval/l
Glukose	0–11 mmol/l
Procain	7 mmol/l

osmot. Träger ad 300–310 mosmol/l (Mannitol, Laevulose)

C. Probenentnahme und chemische Nachweismethoden

Die etwa 1,5–2 g schweren Proben wurden in geeigneten Zeitabständen von apikal nach basal dem Myokard des linken Ventrikels entnommen und sofort mit einem Messerhomogenisator[13] bei maximaler Umdrehungszahl in 20 ml eiskalter 3,5%iger (w/v) Perchlorsäure homogenisiert. Nach Bestimmung des Probengewichts durch Differenzwägung wurde der Niederschlag bei 30000 g in einer Hochgeschwindigkeitskühlzentrifuge[14] (0° C) abzentrifugiert und der Perchlorsäureextrakt mit einem Kaliumkarbonat-TRA-Puffergemisch auf pH 6 eingestellt. Nach Fällung der Perchlorsäure als Kaliumsalz bei 4° C und Filtrierung kann der so erhaltene Überstand in die Testreaktion eingesetzt werden.

Die Bestimmung der Metabolite des Phosphokreatin-Adenylsäure-Systems sowie der Ausgangs-, Zwischen- und Endprodukte der Glykolyse erfolgte im enzymatisch optischen Test nach Warburg (1948). Die einzelnen Verfahren wurden in Anlehnung an die von Bergmeyer (1962) zusammengestellten Vorschriften entwickelt, wobei ein günstiger Meßbereich durch Variation der optischen Schichtdicke und der eingesetzten Extraktmenge erreicht wurde. Es wurden Chemikalien, Enzyme und Substrate der Firmen Böhringer, Mannheim und Merck, Darmstadt verwandt. Die Messungen wurden in einem Spektralphotometer mit linearisierter Registrierung durchgeführt[15]. Je nach Reaktion wurden unterschiedliche Wellenzahlen am Monochromator eingestellt.

Da der Flüssigkeitsgehalt der Herzmuskelproben in Abhängigkeit von den gewählten Versuchsbedingungen erheblichen Schwankungen unterworfen sein kann, muß der Gewebsgehalt an Metaboliten normiert werden. Wir beziehen den Gehalt auf das Gewicht des getrockneten, nicht säurelöslichen Niederschlags. Die Differenz zwischen Feuchtgewicht der Probe und Trockengewicht des Niederschlags muß dem Volumen der Probe als zusätzlicher Lösungsraum zugezählt werden. Das Trockengewicht wird nach 2tägigem Trocknen im Hitzeschrank bei 110° C ermittelt. Da nach Unter-

---

[13] Ultra-Turrax, Fa. Janke + Kunkel, Staufen i. Br.
[14] Servall superspeed RC2-B, Fa. Servall, Newtown, Conn., USA.
[15] PMQII, Fa. Zeiss, Oberkochen (Württemberg).

suchungen unseres Labors (HÄHN, 1967) unter Normalbedingungen 21,6% des Gesamtgewichts einer Myokardprobe auf die nicht Perchlorsäure-löslichen Substanzen entfallen, muß der auf das relative Trockengewicht bezogene Gewebsgehalt zur Angabe in der üblichen Dimension Gewebsgehalt/g Feuchtgewicht durch 5 dividiert werden.

D. Zur Methodik

1. Das isolierte Organ

Der Energiebedarf des denervierten Herzens unterscheidet sich nicht von dem des normalen Herzens (SPANN et al., 1966; DAGGETT et al., 1967; NEAL et al., 1970). Die am isolierten Organ gewonnenen Befunde lassen sich mithin auf die Normalbedingungen übertragen.

Das isolierte Herz wurde bei der gewünschten Temperatur in unterschiedlichen Lösungen inkubiert. Während der bis zu 20 Std langen Inkubationsphase könnte es zu Metabolitverlusten durch Diffusion in die Lösungen kommen. Vor allem müßten leicht permeable und intramyokardial in hoher Konzentration vorliegende Metabolite wie z. B. das Lactat betroffen sein.

Orientierende Messungen in den Inkubationsmedien zeigten jedoch, daß der Metabolitverlust als sehr gering zu veranschlagen ist und vernachlässigt werden kann. Zudem sind die Bilanzen der Glykolysemetabolite, der Phosphate sowie des Gesamtkreatins ausgeglichen (KÜBLER, 1969; HELLBERG, 1970) (s. auch Abb. 6).

Bei der Probenentnahme wurden Randbezirke jeweils verworfen.

2. Das Coronarperfusat

Die Verwendung isotonischer Blutersatzlösungen für die Coronarperfusion bietet eine Reihe von Vorteilen. Die Zusammensetzung der Lösungen kann beliebig variiert werden. Im Gegensatz zu Blut als Perfusat ist der im Gewebe bestimmte Metabolitgehalt ausschließlich auf das Myokard zu beziehen; eine Korrektur auf die Blutmetabolite braucht nicht durchgeführt zu werden. Außerdem steigt die Viskosität des Perfusats bei sinkender Temperatur im Falle der Verwendung wäßriger Lösungen bedeutend weniger an, als es für das Blut zutreffen würde.

Nach den Untersuchungen von BONHOEFFER (1967) reicht bei einer Perfusionsrate von 100 ml/100 g · min der in einer Tyrodelösung physikalisch gelöste Sauerstoff aus, den Energiebedarf des Herzmuskels bei Temperaturen unter 27° C zu decken. Normotherme Perfusionen wurden nur für die Kardioplegiegruppe durchgeführt; dabei ist jedoch der myokardiale Sauerstoffverbrauch mit 0,5–0,7 ml O_2/100 g · min so gering, daß ein O_2-Mangel des Gewebes bei ausreichender Größe der Coronarperfusion nicht auftreten kann.

3. Die Probenentnahme

Die Proben wurden intaktem Gewebe des linken Ventrikels als dem gegenüber einem O_2-Mangel empfindlichsten Organteil (Pick, 1924; Coffman et al., 1960) entnommen. Die Vorhöfe, der rechte Ventrikel und das Reizleitungsgewebe limitieren die Wiederbelebbarkeit des Gesamtherzens nicht (s. Bretschneider, 1964).

Die Entnahme der 1–2 g schweren Herzmuskelproben erfolgte durch Herausschneiden mit einer Schere; die Gewebsstücke wurden sofort in eiskalter Perchlorsäure homogenisiert. Dieses Verfahren dauert bis zur sicheren Fällung des Proteins maximal 6–10 sec. Ist vorher die O_2-Reserve des Myokards durch Beatmung des Tieres mit reinem Sauerstoff aufgefüllt worden, tritt während dieser Zeit eine Anaerobiose nicht auf (s. Kap. II), eine Beobachtung, die auch mit theoretischen Überlegungen, die O_2-Verbrauch und O_2-Reserve berücksichtigen, übereinstimmt. Vergleichende Untersuchungen mit einer modifizierten Gefrierstoppzange nach Wollenberger bei normothermer Ischämie, einem Zustand also mit sehr hoher PKr- und ATP-Abbaugeschwindigkeit, ergaben identische Werte der energiereichen Phosphate. Die nach dem beschriebenen Verfahren ermittelten Werte für PKr und ATP liegen – verglichen mit den Ergebnissen anderer Autoren – im zu erwartenden Bereich (s. Kap. VI).

VI. Die energiereichen Phosphate im Myokard während Aerobiose und Anaerobiose

A. Die energiereichen Phosphate im Myokard unter aeroben Bedingungen

Die energiereichen Phosphate im Myokard stellen im Gegensatz zu den Ausgangsmetaboliten der Glykolyse, Glykogen und Glucose, keine physiologische Energiereserve im strengen Sinne dar, da sie zur Aufrechterhaltung von Struktur und Funktion der Zelle notwendig sind. Die wichtigste energiereiche Phosphatverbindung ist das Nucleotid Adenosintriphosphat (ATP), das mehr als 90% der gesamten myokardialen Triphosphate ausmacht (Fox et al., 1965). Die dreifach phosphorylierten Verbindungen des Cytosins, des Uridins und des Guanosins spielen im Vergleich hierzu quantitativ nur eine untergeordnete Rolle.

Der Gehalt des Myokards an Adeninnucleotiden ist überaus konstant; er beträgt beim Hund während aerober Perfusion mit kardioplegischer Lösung normalerweise etwa 8,1 μmol/g. Rund 80% liegen als ATP, 13% als ADP und 7% als AMP vor. In Abbildung 2 sind Befunde aus 65 Versuchen dargestellt; die Proben wurden in allen Fällen unter aeroben Bedingungen entnommen. Auffallend ist die relativ geringe Streuung der Werte, die als einfache Standardabweichung angegeben ist. Von Fox et al. (1965) wird der Anteil des ATP an den Gesamtadeninnucleotiden mit 84% angegeben. Größenordnungsmäßig stimmen die Anteilwerte auch mit den von Gerlach u. Deuticke (1964) für das Rattenherz erhobenen Befunden überein, die Summe der Adeninnucleotide ist bei der Ratte jedoch um etwa 2,0 μmol/g kleiner als beim Hund.

Das Verhältnis des Adenosintriphosphats zum Diphosphat verändert sich, wenn ATP im Sauerstoffmangel zerfällt. Es kann als grober Index für eine eingetretene anoxische Schädigung gewertet werden. Aus unserem Material ergibt sich unter aeroben Bedingungen ein mittlerer ATP/ADP-Quotient von 6,24.

Als schnell verfügbare Energiereserve mit der Aufgabe, kurzfristige Schwankungen des cellulären ATP-Besatzes abzupuffern, ist dem ATP-ADP-System das Phosphokreatin (PKr)-Kreatin-System über die Kreatin-Kinase-Reaktion im Nebenschluß zugeordnet. Bei nur geringer Verminderung des ATP muß es zu einer Veränderung des Gleichgewichts an der Kreatinkinase kommen. Als Folge wird die energiereiche Phosphatgruppe des PKr auf das ADP übertragen und so ATP resynthetisiert.

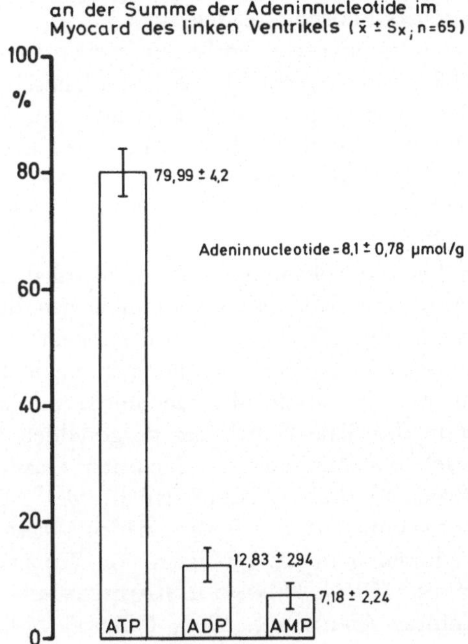

Abb. 2. Der Anteil der einzelnen Adeninnucleotide an der Summe der Adeninnucleotide im Myokard des linken Ventrikels während Aerobiose bei Perfusion mit einer natriumarmen, calciumfreien und procainhaltigen Lösung. ($\bar{x} \pm S_x$; $n = 65$)

Aus kinetischen Gründen muß gefordert werden, daß das PKr-Kreatin-System nur mit einem kleinen Teil des bilanzmäßig erfaßbaren ATP-ADP im Gleichgewicht steht. Diese Fraktion dürfte für die Kontraktion des Muskels und die Atmungsregulation entscheidend sein (KÜBLER et al., 1968). Dieser Anteil wurde von HOHORST et al. (1962) für den Skeletmuskel mit $< 10\%$ bestimmt. HELLBERG (1970) hat unsere Versuch unter dieser Fragestellung ausgewertet und für den Herzmuskel ermittelt, daß ebenfalls etwa 5–10 % des bilanzmäßig erfaßbaren ATP-ADP mit dem Phosphatkreatin-Kreatin-System im Gleichgewicht stehen (Abb. 5).

Im O_2-Mangel zerfällt zunächst diese ATP-Fraktion, wird aber bis zur Erschöpfung des PKr-Kreatin-Systems durch dieses ständig aufgefüllt. Die Kompartimentierung des ATP erklärt die Beobachtung, daß die Contractilität des Myokards erst nach Abfall des PKr trotz der noch praktisch normalen Gewebsgehalte an ATP sistiert (EGGLETON u. EGGLETON, 1929; DÖRING u. KAMMERMEIER, 1964). Für eine Kompartimentierung sprechen auch die Befunde HELLBERGS (1970) an unserem Versuchsmaterial, nach denen der ATP-Zerfall während Ischämie zwei Geschwindigkeitsmaxima aufweist. Der erste Gipfel der ATP-Zerfallsgeschwindigkeit findet sich während der Phase des Phosphokreatinzerfalls.

Eine konstante physiologische Größe der myokardialen Gewebsgehalte an PKr und ATP existiert nicht. Je nach energetischer Belastung des Organs stellen sich – abhängig von dem Verhältnis von Energieverbrauch und – Bereitstellung – unterschiedliche Gleichgewichtskonzentrationen der energiereichen Phosphate im Gewebe ein. Die Werte schwanken beim Hund im Myokard des linken Ventrikels zwischen 6 und 14 μmol PKr/g und 4–8 μmol ATP/g.

In Abbildung 3 ist die Abhängigkeit des myokardialen Gewebsgehaltes an PKr, ATP, ADP und AMP unter normothermen Bedingungen vom jeweiligen Sauerstoffverbrauch des Herzens dargestellt. Der O_2-Verbrauch wurde durch unterschiedliche Vorbehandlung in einem Bereich zwischen 0,5 und 12 ml/100 g · min variiert.Mit zunehmendem Energiebedarf vermindert sich der myokardiale Gehalt der dargestellten Metabolite z. T. erheblich. Die nach der Methode der kleinsten Quadrate berechneten Korrelationskoeffizienten sind – bis auf den für das ADP ($p < 0{,}05$) – mit $p < 0{,}001$ hochsignifikant von 0 verschieden. Diese Befunde stehen z. T. in Übereinstimmung mit Ergebnissen von Wollenberger (1957), Hochrein u. Döring (1960), Döring u. Kammermeier (1961). Die von verschiedenen Autoren (Feinstein, 1962; Greiner, 1952; Szekeres u. Schein, 1959; Fox et al., 1965) bei der experimentell erzeugten Herzinsuffizienz gefundene Verminderung der energiereichen Phosphate im Myokard dürfte demnach eher Ausdruck der erhöhten energetischen Belastung als einer eingeschränkten Energiebereitstellung sein (Kübler et al., 1968).

Die beim Menschen im Verlauf kardiochirurgischer Eingriffe gemessenen Werte liegen in der gleichen Größenordnung (Sebening u. Trautschold, 1962; Merguet et al., 1964; Chidsey et al., 1966). Literaturübersichten über den Gehalt der energiereichen Phosphate im Myokard bei verschiedenen Tierarten, unterschiedlichen Versuchs- und Analysenbedingungen sind in den Arbeiten von Coper et al. (1961), Thorn (1961), Lamprecht (1961), Isselhard (1964) und Schoen (1968) enthalten. ATP-Werte unterhalb 3–4 μmol/g und PKr-Werte unter 5 μmol/g dürften – selbst bei Berücksichtigung sicher vorhandener Speciesunterschiede – entweder durch eine insuffiziente Entnahmetechnik (s. Wollenberger et al., 1960) oder durch Analysenfehler bedingt sein oder sind pathologisch.

Größere Unterschiede im Gewebsgehalt von PKr und ATP zwischen rechtem und linkem Ventrikel scheinen nicht zu bestehen (Mulder et al., 1956; Buckley, 1961; Fawaz u. Manoukian, 1962; Pool et al., 1967; eigene Ergebnisse). Fox et al. (1965) fanden allerdings im Myokard des linken Ventrikels gering niedrigere PKr-Werte als im rechten Ventrikelmyokard. Innerhalb eines Ventrikels ist die Verteilung der energiereichen Phosphate bei transmuraler Entnahme homogen (Braasch et al., 1968).

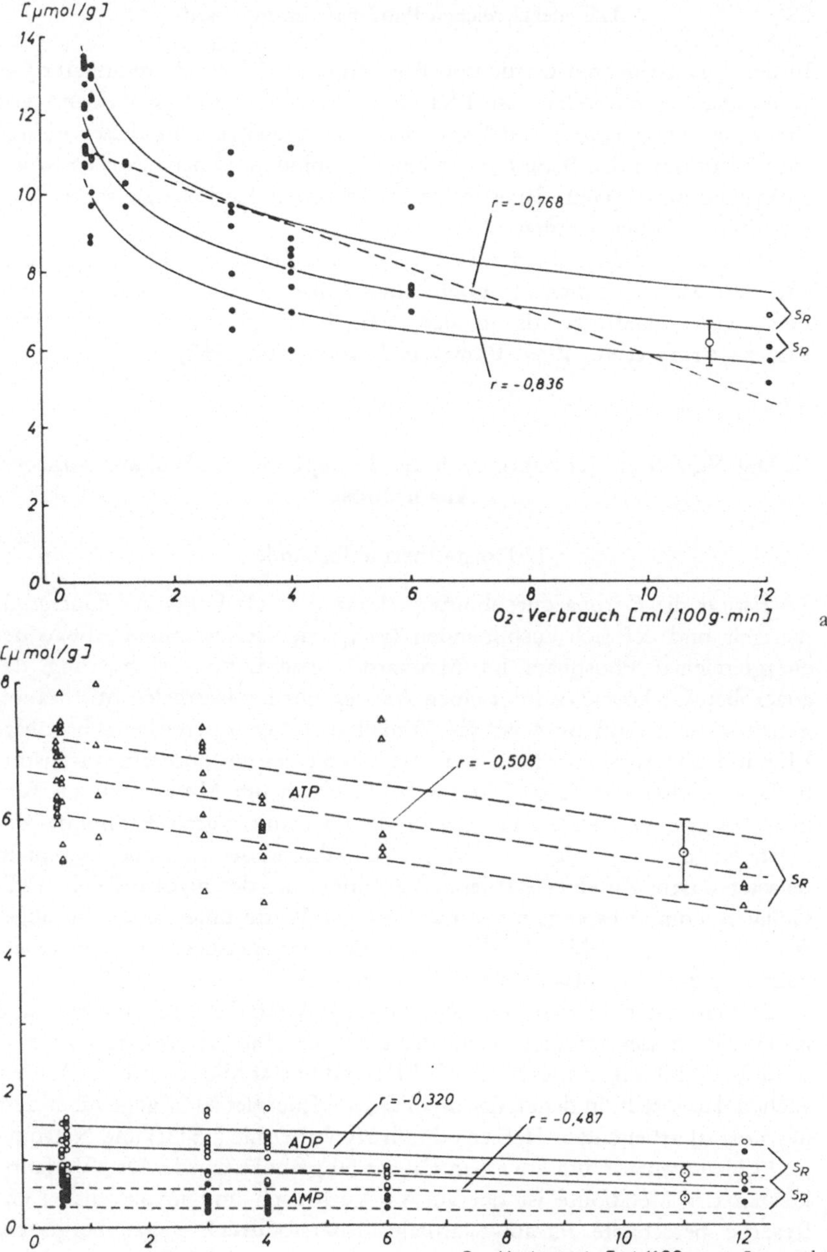

Abb. 3. Abhängigkeit der myokardialen Gewebsgehalte an PKr, ATP, ADP und AMP vom Sauerstoffverbrauch des Herzens bei Normothermie. Die Variation des Sauerstoffverbrauchs wurde durch Veränderung der mechanischen Belastung, verschiedene Narkoseformen sowie durch unterschiedliche Kardioplegieverfahren erzielt

In den Innenschichten wurde von Boerth et al. (1969) ein geringerer Gewebsgehalt insbesondere an PKr, aber auch an ATP gefunden; von Leunissen et al. (1966) und Bassange et al. (1968) konnte dieser Befund jedoch nur unter den Bedingungen einer verminderten myokardialen Sauerstoffversorgung, nicht dagegen unter normalen hämodynamischen Verhältnissen erhoben werden.

In den Vorhöfen ist der Gehalt an energiereichem Phosphat, unter anderem wahrscheinlich als Folge eines höheren Anteils an Binde- und Fettgewebe, niedriger als in den Ventrikeln (Mulder et al., 1956; Fleckenstein et al., 1959; Fawaz u. Manoukian, 1962).

B. Das Verhalten der energiereichen Phosphate im Myokard während Anaerobiose

1. Normotherme Ischämie

Sistiert die Coronardurchblutung, kommt es als Folge des Sauerstoffmangels und des sich ausbildenden Energiedefizits zu einem Abbau der energiereichen Phosphate im Myokard. Gleichzeitige Aktivierung der anaeroben Glykolyse bedingt einen Anstieg des myokardialen Milchsäuregehaltes. In Abbildung 4 ist das Verhalten der energiereichen Phosphate PKr und ATP sowie der Milchsäure während einer normothermen Ischämie in Halothannarkose dargestellt; es handelt sich um Mittelwerte aus fünf gleichartigen Versuchen, bei denen die Ischämie durch Eröffnung der Aorta eingeleitet wurde, die Herzen also während der Ischämiephase nicht belastet waren. Zu einer stärkeren Verminderung des myokardialen ATP-Gehaltes kommt es erst, wenn das PKr auf Werte unter 3 μmol/g abgefallen ist (s. auch Abb. 5). Mit dem Zerfall der energiereichen Phosphate geht eine intensive Milchsäurebildung einher.

Die einzelnen Phasen der metabolischen Veränderungen im Myokard lassen sich besser trennen, wenn der Energiebedarf des Muskels gesenkt wird. In Abbildung 5 sind für ATP, PKr und Lactat Mittelwerte aus 20 Versuchen dargestellt, in denen der myokardiale Energiebedarf gegenüber dem des normal arbeitenden Herzens durch Hypothermie (15° C) und Natrium- und Calciumentzug um etwa den Faktor 50 gesenkt wurde. Den Verlaufskurven der Metabolite ist der aus O_2-Verbrauch und myokardialer O_2-Reserve berechnete intramyokardiale Sauerstoffdruck gegenübergestellt (s. a. Kübler, 1969). Um einerseits die Anfangsphase der Ischämie graphisch zu spreizen, andererseits die Endphase zusammenzudrängen, wurde eine logarithmische Teilung der Zeitachse gewählt. Der Phosphokreatingehalt des Myokards bleibt konstant, solange noch eine Sauerstoffreserve im Myokard vorhanden ist. Er kann während dieser Phase sogar noch ansteigen.

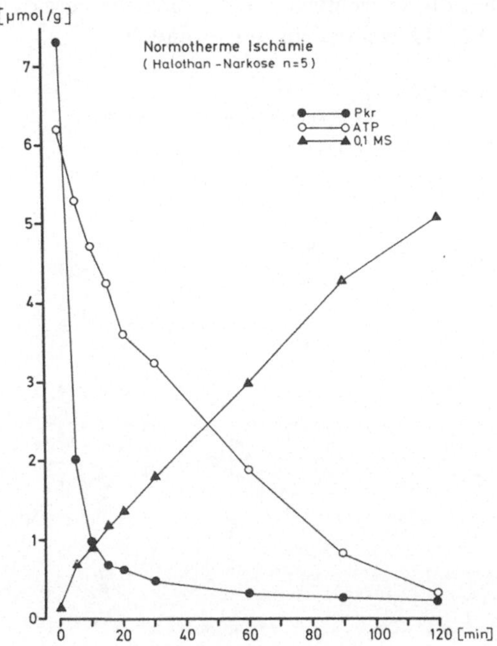

Abb. 4. Das Verhalten der energiereichen Phosphate PKr und ATP sowie der Milchsäure im Myokard des linken Ventrikels während normothermer Ischämie in Halothannarkose

Der Grund dürfte in der Entlastung des Myokards nach Abschaltung der der Ischämie vorausgehenden Coronarperfusion zu suchen sein, da nach CRANEFIELD u. GREENSPAN (1960) und KAHLER et al. (1963) auch der Stoffwechsel des stillstehenden Herzens von der intramyokardialen Wandspannung beeinflußt werden kann. Mit dem Einsetzen des PKr-Zerfalls kommt es zu einer Aktivierung der anaeroben Glykolyse, kenntlich am Anstieg der Milchsäurekonzentration im Myokard. Der in der Mittelwertskurve nur angedeutete, in Einzelversuchen aber meist sehr viel deutlichere Abfall des Lactatgehaltes zu Beginn des Versuchs könnte für eine Metabolisierung der Milchsäure während der noch aeroben Phase der Ischämie sprechen.

Die geringe Reduzierung des ATP-Gehaltes während der PKr-Zerfallsphase – bis zur 120. Ischämie-Minute 8% – ist durch Abbau des wahrscheinlich für die Contraction verantwortlichen, mit dem PKr im Gleichgewicht stehenden kleinen ATP-Anteils bedingt. Um zu verhindern, daß eine Mittelwertsbildung diesen Effekt verschleiert, wurde für jeden Versuch einzeln eine prozentuale Verlaufskurve – bezogen auf den Ausgangswert – berechnet, die Prozentwerte aller Versuche gemittelt und sekundär wieder in den ATP-Gewebsgehalt umgewandelt.

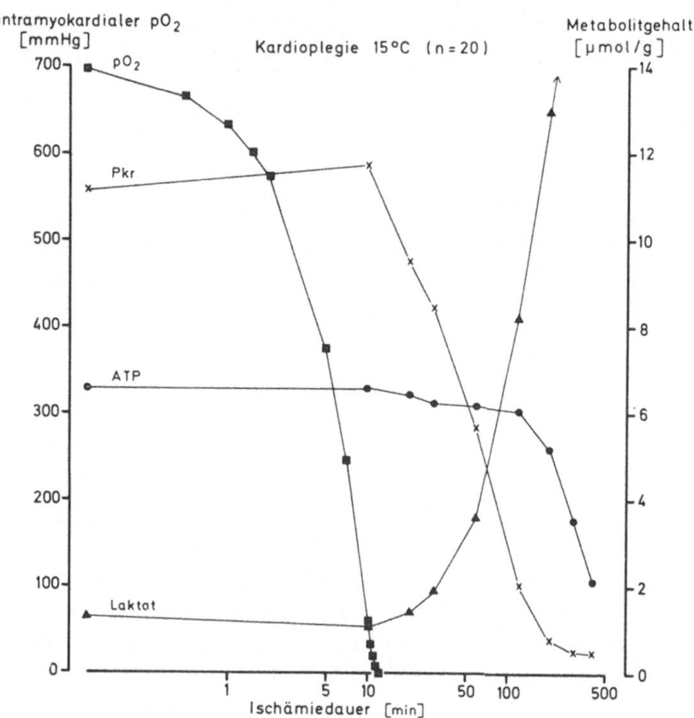

Abb. 5. Das Verhalten der energiereichen Phosphate PKr und ATP sowie der Milchsäure in Beziehung zum rechnerisch ermittelten Sauerstoffdruck im Myokard des linken Ventrikels während hypothermer Ischämie. Das Herz wurde zur Senkung des myokardialen Energiebedarfs mit der auf 15° C temperierten kardioplegischen Lösung nach Bretschneider stillgestellt

Zu einem stärkeren ATP-Abbau kommt es erst, wenn das PKr auf Werte um 2–3 µmol/g abgefallen, also um 70–80% reduziert ist (diese Beziehungen lassen sich statistisch – t-Test – mit einem $p < 0{,}005$ sichern). Dieser Wert stimmt mit den Angaben von Eggleton u. Eggleton aus dem Jahre 1929 überein. Nach ihren Untersuchungen am anaerob arbeitenden Herzen zerfallen 75% des PKr, bevor das ATP abgebaut wird.

Prinzipiell könnte aus der Darstellung (Abb. 5) der sog. kritische O_2-Druck ermittelt werden. Die Frequenz der Probenentnahmen war bei unseren Versuchen in dem betreffenden Zeitraum aber zu gering, um exakte Angaben machen zu können. Der berechnete O_2-Druck im Herzmuskel beträgt nach 10,5 min 8, nach 11,5 min 2 und nach 12 min 0 mmHg.

In diesem Zeitraum (zwischen 10. und 12. Ischämieminute) dürfte unter den gewählten Versuchsbedingungen der kritische O_2-Druck unterschritten sein, der in der Literatur relativ übereinstimmend mit < 5 mmHg angegeben wird (GOLLWITZER-MEIER, 1928; ALLELA, 1955; BÄNDER u. KIESE, 1955; BRETSCHNEIDER et al., 1957; LOCHNER u. NASSERI, 1959; BRETSCHNEIDER, 1961; FABEL, 1964; LÜBBERS, 1968). Zu diesem Zeitpunkt wird der intramitochondriale pO_2 zum limitierenden Faktor der oxydativen Phosphorylierung. Die in der Abbildung 5 dargestellten Beziehungen erklären die Übereinstimmung der Ergebnisse bei der Ermittlung des

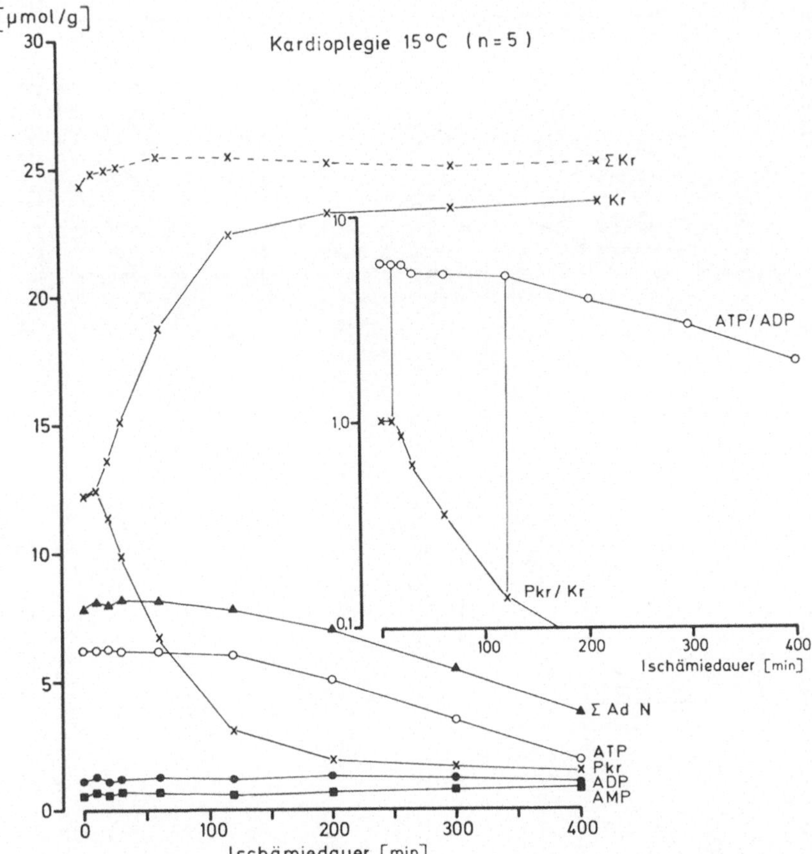

Abb. 6. Die Metabolite des PKr-Adenylsäuresystems, die Summe der Adeninnukleotide und das Gesamtkreatin im Myokard des linken Ventrikels während hypothermer Ischämie (15° C) nach Herzstillstand durch die kardioplegische Lösung nach BRETSCHNEIDER sowie das Verhalten der sich daraus ergebenden Quotienten PKr/Kr und ATP/ADP. Durch senkrechte Linien ist der Beginn des PKr- und ATP-Zerfalls angedeutet

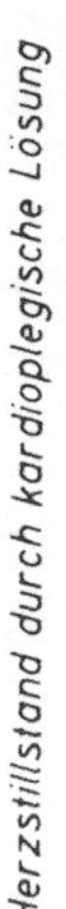
Herzstillstand durch kardioplegische Lösung

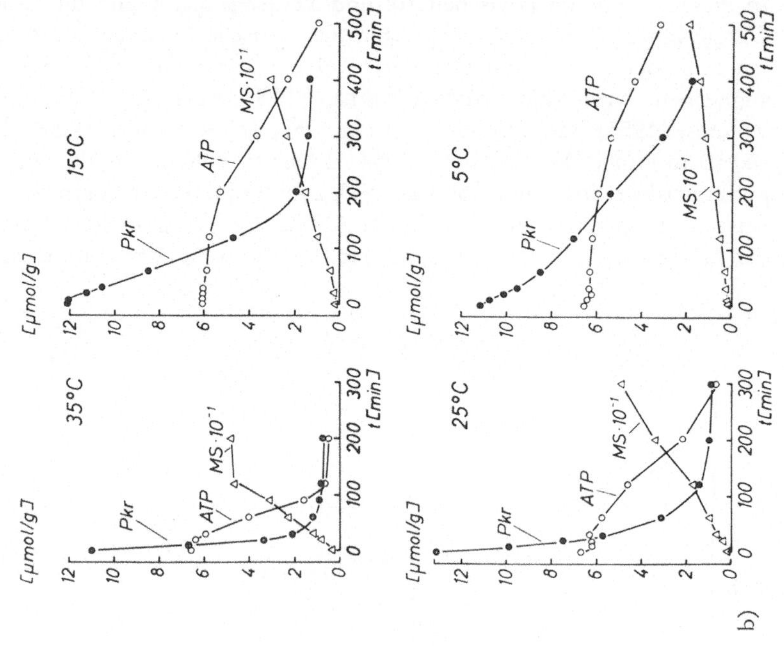
35°C
15°C
25°C
5°C
Pkr
ATP
MS·10⁻¹
[µmol/g]
t [min]
b)

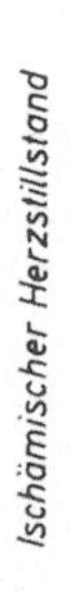
Ischämischer Herzstillstand

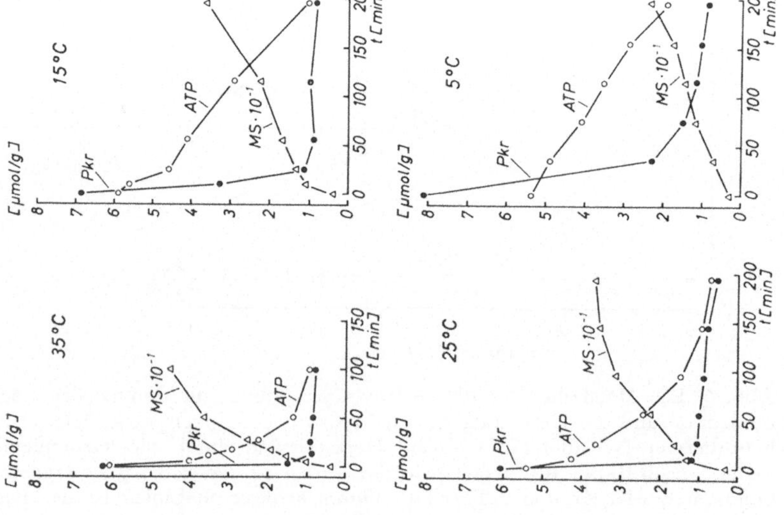
35°C
15°C
25°C
5°C
Pkr
ATP
MS·10⁻¹
[µmol/g]
t [min]

kritischen O_2-Drucks nach funktionellen, metabolischen und kinetischen Kriterien (KÜBLER, 1969). Einen exakten Wert für den kritischen intramitochondrialen O_2-Druck anzugeben, ist nicht möglich, da die Meßgröße jeweils von der Temperatur, der Atmungsgröße, der Schichtdicke und den Meßbedingungen abhängt (LÜBBERS, 1968).

Durch Erhöhen der myokardialen Sauerstoffreserve – etwa mittels O_2-Beatmung oder hyperbarer Oxygenierung – kann die Zeit bis zum Erreichen kritischer O_2-Druckwerte verlängert werden. Die Ausdehnung der Zeit noch aerober Energiebereitstellung durch Erhöhung des myokardialen physikalisch gelösten Sauerstoffs ist jedoch nicht effektiv. Durch hyperbare Oxygenierung mit 2 ata wird bei normaler hämodynamischer Ausgangslage die Dauer des störungsfreien Intervalls nur um Faktor 3 auf etwa $^1/_2$ min verlängert. Für die Variabilität der Wiederbelebungszeit insgesamt kann die Sauerstoffreserve quantitativ daher nicht entscheidend sein.

Da zu Beginn des Sauerstoffmangels größere Veränderungen im PKr-Kr-System als im ATP-ADP-System auftreten, ist das PKr/Kr-Verhältnis ein empfindlicherer Index für eine eingetretene Anaerobiose als der Quotient ATP/ADP (Abb. 6). Es ist jedoch zu beachten, daß dieses Verhältnis stärker als der ATP/ADP-Quotient vom myokardialen Energiebedarf beeinflußt wird. Auch das Verhältnis von PKr zu ATP, das während Aerobiose den Wert 1 normalerweise nicht unterschreitet, kann als Hinweis auf einen Sauerstoffmangel gewertet werden.

2. Hypotherme Ischämie

Entsprechend der Reaktionsgeschwindigkeits-Temperatur-Regel sinkt mit der Abnahme der Temperatur der Energiebedarf des Gewebes. Die anaerobe glykolytische Energiebereitstellung ist aber auch unter den Bedingungen der Hypothermie nicht in der Lage, den Energiebedarf des Myokards voll zu decken. Als Ausdruck des sich entwickelnden Energiedefizits zerfallen die energiereichen Phosphate, in Abhängigkeit vom jeweiligen Energiebedarf jedoch mit zunehmend reduzierter Geschwindigkeit.

Abbildung 7 zeigt das Verhalten der energiereichen Phosphate PKr und ATP sowie der Milchsäure im Myokard des linken Ventrikels während rein ischämischen Herzstillstandes sowie während der durch Natrium- und Calciumentzug und Procaingabe induzierten Kardioplegie für die Tempera-

---

Abb. 7. Zerfall der energiereichen Phosphate und Milchsäurebildung im Myokard des linken Ventrikels während Ischämie bei verschiedenen Temperaturen für a) sog. rein ischämischen Herzstillstand in Barbituratnarkose (35° C n = 3, 25° C n = 4, 15° C n = 3, 5° C n = 3); b) Kardioplegie durch Na^+- und Ca^{++}-Entzug und Procaingabe (35° C n = 4, 25° C n = 3, 15° C n = 4, 5° C n = 4)

turbereiche 35, 25, 15 und 5° C. In der ersten Gruppe ist ein myokardialer PKr-Gehalt von 3 μmol/g (t-PKr) nach 3, 6, 11 bzw. 30 min, ein ATP-Gehalt von 4 μmol/g (t-ATP) nach 6, 20, 60 bzw. 90 min erreicht. In der Kardioplegiegruppe ergeben sich für t-KPr 30, 70, 170 und 275 min und für t-ATP 60, 140, 280 und 435 min.

Bestimmt man für die vier Temperaturbereiche jeweils in einem relativ linearen Teil der Kurve die Abfallgeschwindigkeit der energiereichen Phosphate (HÄHN, 1967) – für PKr wurde ein Bereich zwischen 6 und 4 μmol/g, für ATP zwischen 4 und 2 μmol/g gewählt – und berechnet aus diesen Geschwindigkeiten die Q_{10}-Werte der Temperaturbereiche 35–25, 25 bis 15 und 15–5° C, erhält man für den PKr-Zerfall 1,51, 1,68, 2,15 (rein ischämischer Herzstillstand) bzw. 1,58, 1,87, 2,18 (Kardioplegie) und für den ATP-Zerfall 2,06, 1,65, 1,11 (Ischämie) bzw. 2,46, 2,15, 1,18 (Kardioplegie).

Auffallend ist die gegenläufige Änderung der Temperaturquotienten. Während die Q_{10}-Werte für den PKr-Zerfall mit sinkender Temperatur ansteigen, nehmen sie für den ATP-Zerfall in beiden Gruppen ab. Gemessen an der Zerfallsgeschwindigkeit der energiereichen Phosphate wird sich mithin eine Senkung der Temperatur relativ stärker auf den PKr- als auf den ATP-Abbau auswirken.

Eine Erklärung für dieses Verhalten ist nicht bekannt. Eine Erklärungsmöglichkeit wäre, daß verschiedene Vorgänge mit differenter Temperaturabhängigkeit sich überlagern. Eine Abnahme der Q_{10}-Werte mit sinkender Temperatur könnte z. B. dadurch vorgetäuscht werden, daß eine Diffusion von Calcium- oder Magnesiumionen, die als passiver Vorgang nur wenig temperaturabhängig ist, zu einer zunehmenden Aktivierung zunächst nicht voll aktivierter ATPasen führt.

Während Kardioplegie verhalten sich bei weiterer Senkung der Temperatur in einen Bereich um 0° C die energiereichen Phosphate überraschenderweise anders. Die in Abbildung 8 dargestellten Versuche wurden im Rahmen von Experimenten zur Langzeitkonservierung des Herzens durchgeführt (s. KIRCHHOFF, 1970). Der PKr-Zerfall wird praktisch nicht beeinflußt; im Gegensatz dazu ist der ATP-Abbau stärker verlangsamt als es der Temperatursenkung entsprechen würde. Möglicherweise beruht dieser Effekt auf einer zunächst reversiblen Moleküldissoziation mitochondrialer ATPasen bei 0° C (PENEFSKY u. WARNER, 1965; RACKER, 1965). Bei kurzfristiger Inkubation der ATPase bei 0° C ist die Dissoziation des Enzymmoleküls reversibel, wird die Kälteinaktivierung aber über mehrere Stunden aufrecht erhalten, bilden sich bei Wiedererwärmung amorphe Molekülaggregate mit nur geringer ATPase-Aktivität. Diese Kältelabilität der ATPase beeinträchtigt möglicherweise die Wiederbelebbarkeit des Organs nach einer Langzeitkonservierung bei 0° C (s. Versuche von KIRCHHOFF, 1970).

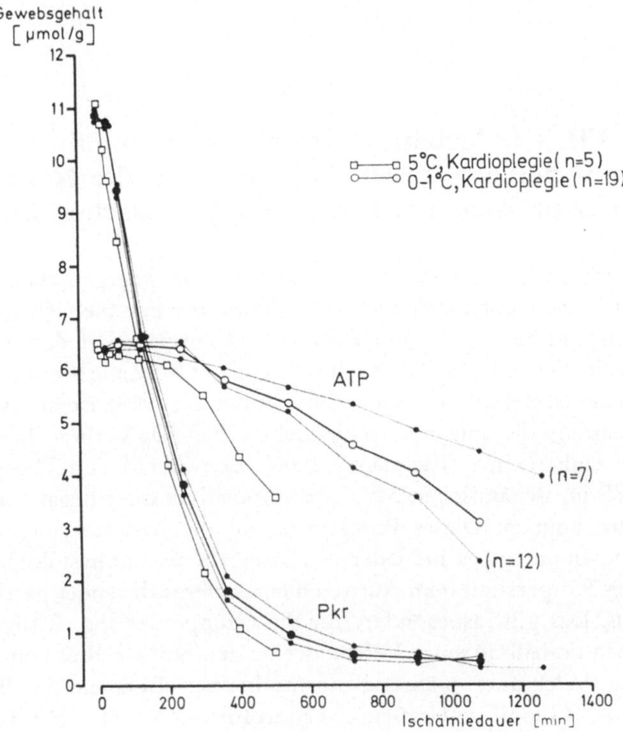

Abb. 8. Verhalten der energiereichen Phosphate PKr und ATP im Myokard während Kardioplegie durch Na^{+}- und Ca^{++}-Entzug und Procaingabe bei 5° C und bei 0–1° C. Bei Versuchen, die in Gefrierpunktsnähe durchgeführt wurden, ist neben der Mittelwertkurve aller Versuche (dick gezeichnete Linie) jeweils eine mittlere Verlaufskurve „guter" und „schlechter" Versuche (dünn gezeichnete Linien) eingezeichnet. Kriterium war die Zeit bis zum Erreichen von 4 μmol ATP/g

Eine andere Erklärungsmöglichkeit ergibt sich aus den Untersuchungen von Hoffman u. Kregenow (1966) sowie Whittembury (1968). Nach ihren Befunden an Erythrocytenmembranen und den Zellen des proximalen Nierentubulus sind für den Natriumtransport zwei ATP-abhängige Mechanismen verantwortlich, von denen einer in Gefrierpunktsnähe völlig inaktiviert ist. Es würde daraus eine Verminderung des myokardialen Energiebedarfs folgen. Untersuchungen des Elektrolytstoffwechsels entsprechend den Versuchen von Orellano et al. (1968) stehen noch aus.

VII. Die Ischämietoleranz des normothermen Hundeherzens in Abhängigkeit von der Narkoseart und der präischämischen hämodynamischen Belastung

Da sich im Gewebe in Abhängigkeit von der energetischen Ausgangslage des Organs unterschiedlich hohe Werte der energiereichen Phosphate einstellen und zudem der präischämische Energiebedarf den Stoffwechsel der energiereichen Phosphate auch während der Ischämie beeinflussen dürfte (s. McKeever et al., 1958; Spieckermann et al., 1968), ist zu erwarten, daß Narkosearten, die mit unterschiedlich hohen O_2-Verbrauchswerten des Herzens einhergehen (Eberlein, 1966), den Abfall von Phosphokreatin und ATP im ischämischen Myokard in positiver oder negativer Richtung verändern können. Dieses Problem ist für die Anaesthesiologie von besonderem Interesse, da bei jeder Narkoseform als unphysiologischer Belastung des Körpers mit dem Auftreten eines Herzstillstandes gerechnet werden muß. Das gilt insbesondere für die Gruppe der sog. Risikopatienten. Wir haben deshalb in einer Versuchsreihe den Stoffwechsel von PKr, ATP und der Milchsäure während normothermer Ischämie in Barbiturat-, Halothan-, Chloralose-Urethan-, Chloroform-, Äther-, Penthrane- und Ketamine-Narkose sowie in Neuroleptanalgesie analysiert. Die Narkosen

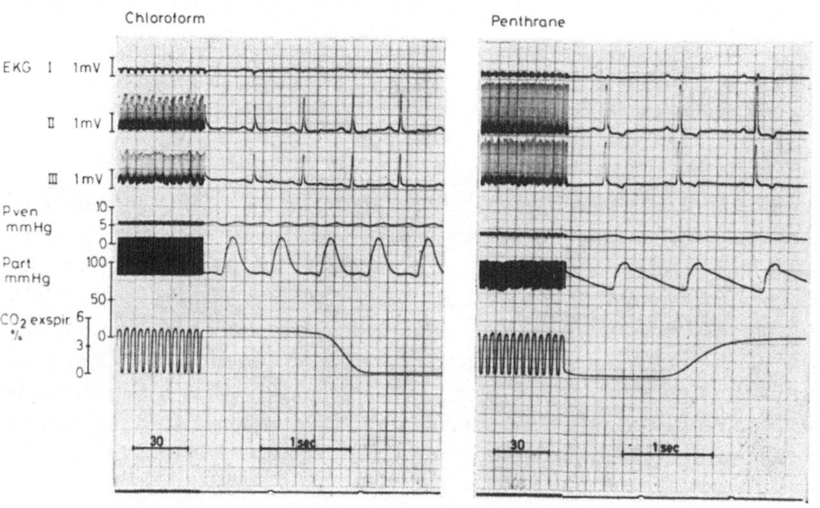

Abb. 9 (s. S. 38)

Barbiturat
Ketamine
Halothan
EKG I 1mV
EKG II 1mV
EKG III 1mV
P ven mmHg
P art mmHg
CO2 exspir. %
10
5
0
100
50
0
6
3
0
30 sec
5 sec
1 sec

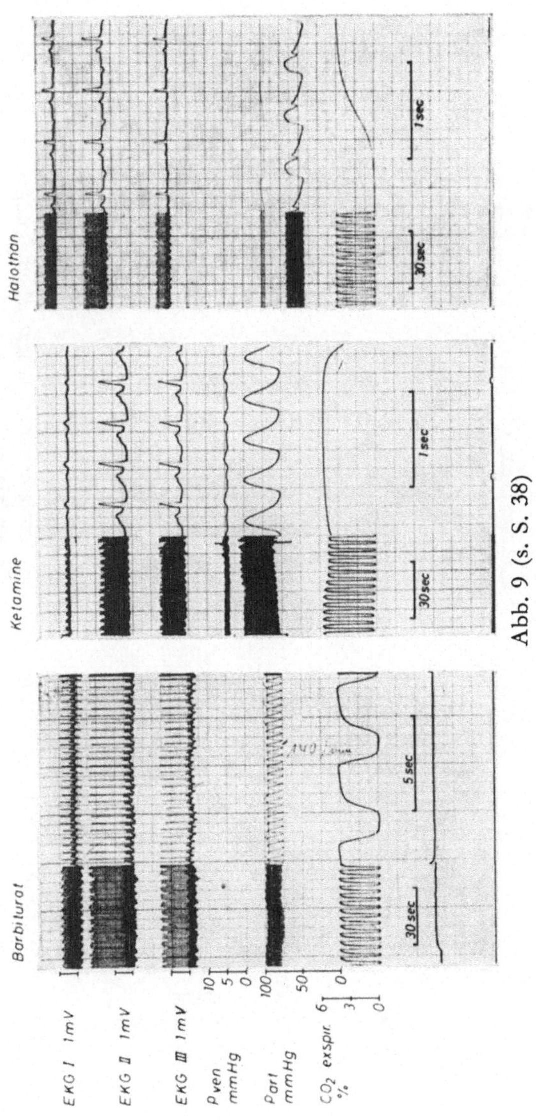

Abb. 9 (s. S. 38)

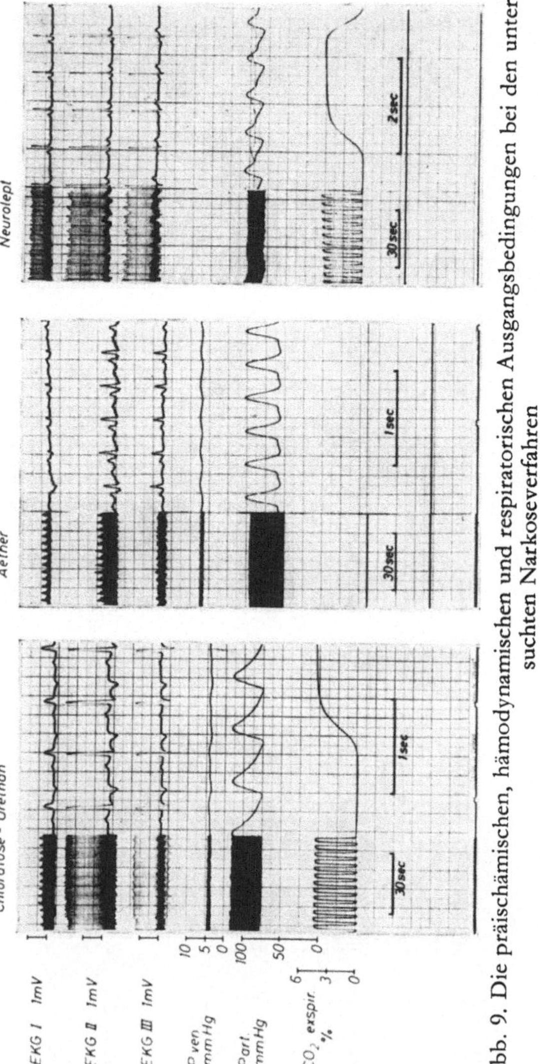

Abb. 9. Die präischämischen, hämodynamischen und respiratorischen Ausgangsbedingungen bei den untersuchten Narkoseverfahren

wurden den klinischen Bedingungen angepaßt appliziert. Abweichend von dem in Kap. V beschriebenen Versuchsschema wurde in den Gruppen Chloralose-Urethan, Ketamine, Neuroleptanalgesie die Narkose nicht mit Pentobarbital, sondern mit dem entsprechenden Pharmakon eingeleitet. Bei der Neuroleptanalgesie (Kombination von Dehydrobenzperidol und Fentanyl) muß die geringe Ansprechbarkeit des Hundes auf Morphinpräparate berücksichtigt werden.

Abbildung 9 zeigt vergleichend die hämodynamischen Ausgangsbedingungen bei den einzelnen Verfahren. Die Ischämie wurde eingeleitet nach einem etwa einstündigen steady state, kenntlich am abszissenparallelen Verlauf der Druckkurven. Bei der Halothan-Narkose wurde der arterielle Druck durch entsprechende Dosierung gezielt gesenkt, um die Druckarbeit des linken Ventrikels zu vermindern.

In Abbildung 10 ist das Verhalten der energiereichen Phosphate und des Lactats während normothermer Ischämie bei den einzelnen Narkoseverfahren dargestellt. Es handelt sich jeweils um Mittelwerte aus drei bis fünf Einzelversuchen. Die einzelnen Gruppen unterscheiden sich in den Ausgangswerten von PKr und ATP sowie in der Geschwindigkeit des Zerfalls dieser Verbindungen. Auch die Milchsäureproduktion, insbesondere zu Beginn der Ischämie, ist unterschiedlich aktiv.

Um den Einfluß unterschiedlicher Ausgangswerte und Abbaugeschwindigkeiten gemeinsam zu erfassen, wurde die Zeit bis zum Erreichen bestimmter Metabolitstaten ermittelt. Sowohl ein erhöhter Ausgangswert als auch ein verlangsamter Zerfall der energiereichen Phosphate wirken in Richtung einer Verlängerung dieses Zeitraums. Es wurden jeweils durch lineare Interpolation die Zeiten bis zum Erreichen von 3 μmol PKr/g (t-PKr) und 4 μmol ATP/g (t-ATP) bestimmt. Wie in einem späteren Abschnitt genauer ausgeführt wird, entspricht t-PKr der Überlebenszeit des Organs, die Zeit bis zum Erreichen eines myokardialen ATP-Gehaltes von 4 μmol/g bezeichnen wir als die „praktische Grenze der vom Herzen tolerierten Ischämiezeit“, da sie etwa mit einer Erholungszeit einhergeht, die unter klinischen Bedingungen noch akzeptiert werden kann. Da der Gehalt des Gewebes an energiereichen Phosphatverbindungen eine notwendige Voraussetzung für die Wiederbelebbarkeit des Myokards ist, können t-PKr und t-ATP als Maß für die Ischämietoleranz des Gewebes angesehen werden.

Wie Abbildung 11 zeigt, ändern sich t-PKr und t-ATP stets gleichsinnig, wobei t-ATP in einem weitaus größeren Ausmaß beeinflußt wird als t-PKr. Die geringste Anoxietoleranz des Myokards ergibt sich für die Pentobarbital- und die Ketamine-Narkose. Von den untersuchten Narkoseformen finden sich die besten t-ATP-Werte bei der Halothan-Narkose und der Neuroleptanalgesie. Die übrigen Verfahren nehmen zwischen den beiden Extremen eine Mittelstellung ein.

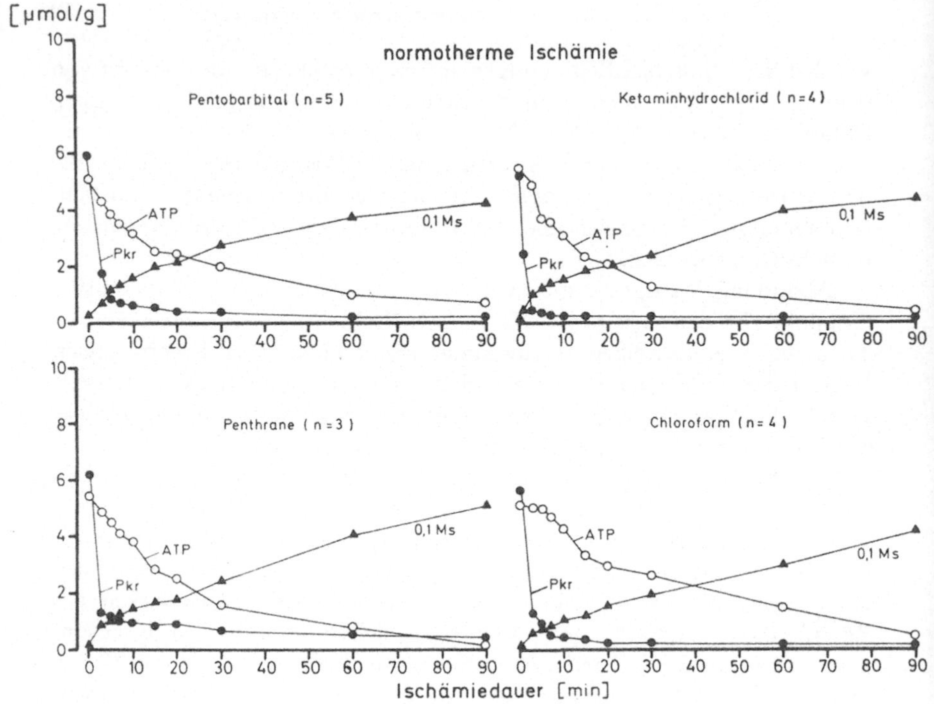

[µmol/g]

normotherme Ischämie

Pentobarbital (n=5)

ATP
Pkr
0,1 Ms

Ketaminhydrochlorid (n=4)

ATP
Pkr
0,1 Ms

Penthrane (n=3)

ATP
Pkr
0,1 Ms

Chloroform (n=4)

ATP
Pkr
0,1 Ms

Ischämiedauer [min]

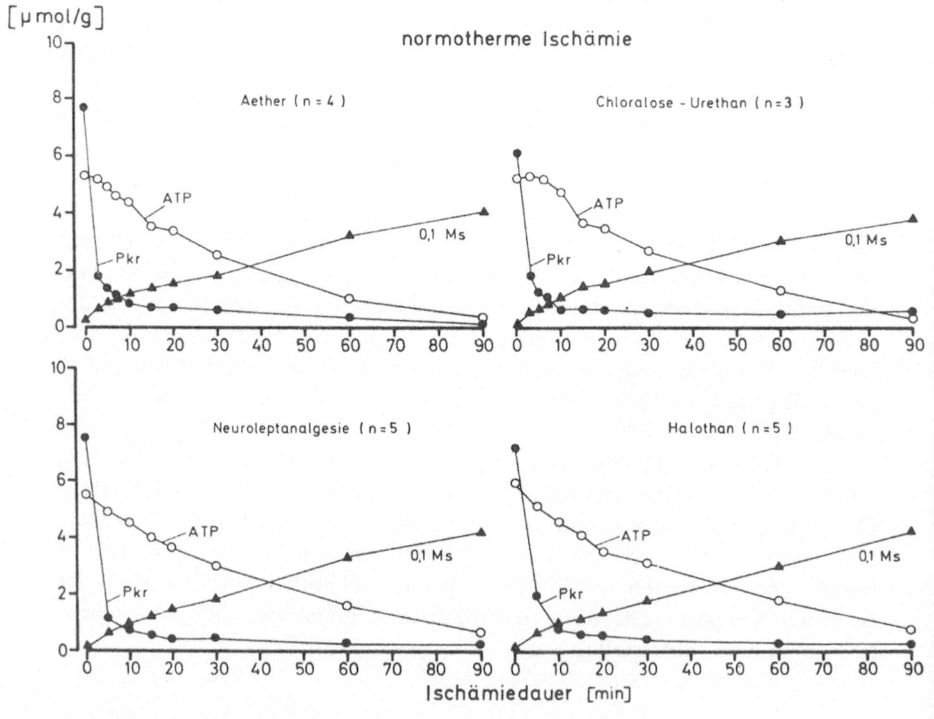

[µmol/g]

normotherme Ischämie

Aether (n=4)

ATP
Pkr
0,1 Ms

Chloralose - Urethan (n=3)

ATP
Pkr
0,1 Ms

Neuroleptanalgesie (n=5)

ATP
Pkr
0,1 Ms

Halothan (n=5)

ATP
Pkr
0,1 Ms

Ischämiedauer [min]

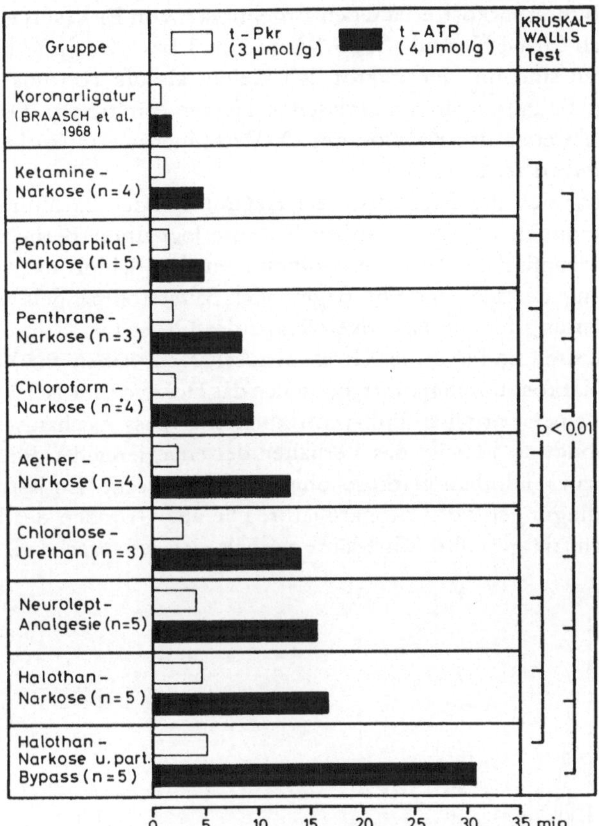

Abb. 11. Die sich aus den Metabolitverlaufskurven ergebenden Werte für t-PKr und t-ATP bei Koronarligatur, während unterschiedlicher Narkose und nach präischämischer Entlastung des linken Ventrikels durch einen partiellen Bypass in Halothannarkose (s. Abb. 10 u. 12)

Die Signifikanz der Ergebnisunterschiede ($p < 0{,}01$) wurde mit dem H-Test nach Kruskal und Wallis getestet, einer parameterfreien Varianzanalyse, die auf dem Prinzip der Rangsummenteste basiert.

Das Ausmaß der während der Ischämie vom Herzen zu leistenden Arbeit beeinflußt die Ischämietoleranz des Organs. Wie groß der Einfluß ist, zeigen die Befunde bei der Coronarligatur, bei der die betroffenen Herzmuskelbezirke die Kreislaufarbeit zunächst aufrecht zu erhalten versuchen. Aus

---

Abb. 10. Verhalten der energiereichen Phosphate PKr und ATP sowie die MS-Bildung im Myokard des linken Ventrikels während normothermer Ischämie bei verschiedenen Narkoseverfahren

den in Barbituratnarkose erhaltenen Ergebnissen von BRAASCH et al. (1968) ergeben sich für t-PKr und t-ATP Werte von 1 bzw. 2 min (Abb. 11, 12). Diese Zeiten sind um den Faktor 2–3 kleiner als die von uns unter vergleichbaren Bedingungen am entlasteten Herzen ermittelten. Das Verhältnis entspricht etwa der Relation der O_2-Verbrauchswerte bei be- und entlastetem Herzen (s. Kap. III).

Der Vergleich der Ergebnisse bei Ketamine- oder Barbiturat-Narkose mit den Befunden bei der Halothan-Narkose legt unter Berücksichtigung der hämodynamischen Ausgangsbedingungen den Schluß nahe, daß auch die Belastung des Herzens vor Beginn des Sauerstoffmangels von erheblicher Bedeutung für die Ischämietoleranz des Organs ist. Um diesen Einfluß zu beweisen und in seiner Größe abzuschätzen, haben wir Versuche in Halothan-Narkose durchgeführt, bei denen das Herz vor der Ischämie 10 min lang durch einen partiellen linksventrikulären Bypass mechanisch entlastet wurde. Abbildung 12 zeigt das Verhalten der energiereichen Phosphate im Vergleich zur Halothan-Narkose ohne präischämische Entlastung sowie zu den Bedingungen der Coronarligatur. Die aus Gründen der Übersichtlichkeit nicht dargestellte Milchsäure verhält sich entsprechend.

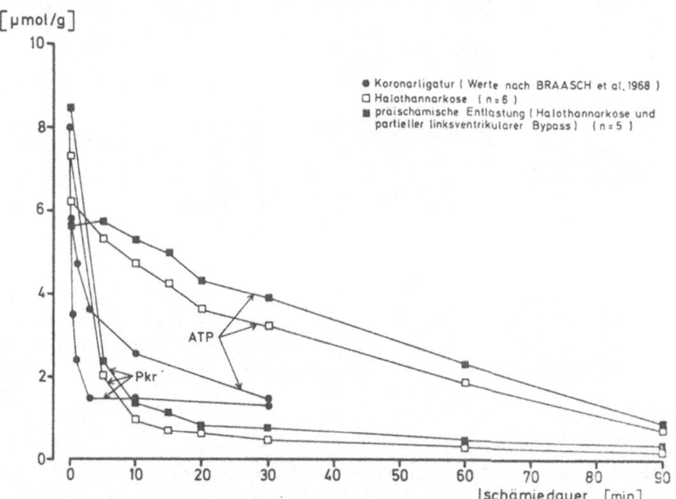

Abb. 12. Zerfall der energiereichen Phosphate PKr und ATP im Myokard des linken Ventrikels während normothermer Ischämie bei Ligatur eines Koronarastes (Werte nach BRAASCH et al., 1968) in Halothannarkose sowie nach präischämischer Entlastung durch einen partiellen linksventrikulären Bypass in Halothannarkose

Durch diese das Herz mechanisch entlastende Maßnahme verlängert sich die Zeit bis zum Erreichen von 4 μmol ATP/g Myokard fast um den Faktor 2 auf über 30 min. Die Beeinflussung von t-PKr ist wie bei den verschiedenen Narkoseverfahren nur gering (Abb. 11). Die Verbesserung der Ischämietoleranz entspricht etwa der Abnahme des O_2-Verbrauchs des Herzens durch die präischämische Entlastung (SALISBURY et al., 1959a u. b; WILLMAN et al., 1958; JACOBS u. HINGLAIS, 1967).

Die relativen Änderungen von t-PKr und t-ATP durch die verschiedenen Narkosemittel entsprechen im wesentlichen den aus der Literatur bekannten Werten für den myokardialen Sauerstoffverbrauch. Aus den Befunden von EBERLEIN (1966), der an einem großen Versuchskollektiv den Einfluß fünf verschiedener Narkotica auf die Coronardurchblutung und den O_2-Verbrauch analysiert hat, ergibt sich folgende Reihenfolge (abnehmender O_2-Verbrauch): Pentobarbital, Chloroform, Äther, Chloralose-Urethan, Halothan. Die Werte variieren um etwa 75% zwischen 13 und 7,5 ml O_2/100 g · min. Die relativ geringen O_2-Verbrauchsunterschiede zwischen Barbituratnarkose einerseits und Chloroform- und Äthernarkose andererseits erklären jedoch quantitativ die großen Unterschiede von t-ATP nicht. Daß z. B. bei der Äthernarkose die anaerobe glykolytische Energiebereitstellung – etwa über einen Katecholamin-Phosphorylasemechanismus – besonders effektiv ist, erscheint unwahrscheinlich, da das Verhältnis von gebildetem Lactat zu zerfallenem energiereichem Phosphat in beiden Gruppen gleich groß ist. Es muß demnach bei der Barbiturat-Narkose eine andere Beeinflussung des Intermediärstoffwechsels angenommen werden. Daß Barbiturate die oxydative Phosphorylierung entkoppeln können, ist bekannt (ALDRIDGE u. PARKER, 1960; SCHOLZ u. BÜCHER, 1965; BRAUSER et al., 1969). Außerdem sollen – direkt oder indirekt – bestimmte ATPasen aktiviert werden (ALDRIDGE u. PARKER, 1960). Nach GREEFF (1968) vermindert Pentobarbital die Claciumspeicherfähigkeit der Grana des endoplasmatischen Reticulums. Über das intracelluläre freigesetzte Calcium könnten dann ATPasen aktiviert werden (Übersicht s. KLAUS u. LÜLLMANN, 1964).

Die Ergebnisse während Barbiturat-Narkose widersprechen nicht den Befunden der FLECKENSTEINschen Arbeitsgruppe, die bei sehr viel höheren Barbituratdosen eine Erhöhung der energiereichen Phosphate im Myokard (Utilisationsstörung) feststellte (FLECKENSTEIN, 1964; FLECKENSTEIN et al., 1967; DÖRING u. OLBRISCH, 1969). Zu ähnlichen Ergebnissen kamen WOLLENBERGER (1947) und FAWAZ u. HAWA (1953). Es dürfte sich hierbei um eine Erhöhung von PKr und ATP als Folge der Senkung des myokardialen Energiebedarfs handeln (s. Kap. VI), da Narkotica in hoher Dosierung eine negativ inotrope Wirkung auf das Herz ausüben.

Die differierenden Werte für t-PKr und t-ATP in Halothan- und Äther-Narkose lassen sich zwanglos durch Beeinflussung der adrenergen Receptoren erklären [s. auch Befunde ISSELHARDS (1968) bei Applikation des β-Receptorenblockers Prenylamin]. Während Halothan eine den β-Receptorenblockern ähnliche kreislaufdepressive Wirkung entwickelt

(Raventos, 1956), ist durch starke Katecholaminmobilisierung während einer Äthernarkose (Woods et al., 1956; Richardson et al., 1957; Black, 1969) der Sympathicotonus und dementsprechend der Energiebedarf des Herzens erhöht. Die Registrierungen der hämodynamischen Ausgangsbedingungen (Abb. 9) bestätigen diese Erklärung. Sie stimmt überein mit den Befunden von Krantz et al. (1958), Nayler (1959), Shimosato et al. (1962), Eberlein (1966) und Dudziak (1967). Die Depression der ATPase-Aktivität der Myofibrillen durch Halothan (Brodkin et al., 1967) dürfte ohne Bedeutung für den verlangsamten ATP-Abbau sein, da eine Beeinflussung erst bei Dosen auftritt, die erheblich höher als die klinisch und in den beschriebenen Versuchen verwendeten liegen (Luchi u. Kritschner, 1967). Das gleiche Argument gilt für die Beeinflussung des cellulären Calciumstoffwechsels (Lain et al., 1968).

Die gute Anoxietoleranz des Myokards bei der Neuroleptanalgesie, auf die auch Gemperle (1966b) hinweist, ist bedingt durch einen relativ niedrigen Energiebedarf des Gewebes bei niedriger Herzfrequenz und relativ hohem, stabilem Blutdruck (Kettler et al., 1970a; Kettler, 1971; Sonntag, 1972; s. a. Janssen, 1962; Schaper et al., 1963; Yelnowsky et al., 1964; Dudziak, 1967). Ob die Sauerstoffaufnahme des Gesamtorganismus, wie Gemperle (1966a) berichtet, während Neuroleptanalgesie stark vermindert ist, bleibt abzuwarten. Befunde von Braun et al. (1971b) sprechen dagegen.

Die geringe Ischämietoleranz bei der Narkose durch das Arylcycloalkylaminpräparat Ketamine ist schwierig zu erklären, da bisher wenig Befunde publiziert sind, die während dieser relativ neuen Narkose erhoben wurden. Auffallend ist die Stabilität des Kreislaufs. Nach einer ausgeprägt hypertonen Phase stellt sich ein Blutdruck ein, der über dem Ausgangswert liegt; insbesondere ist der diastolische Druck erhöht. Die Frequenz nimmt ebenso wie das Herz-Zeit-Volumen zu (Domino et al., 1965; Corssen u. Domino, 1966; Kreuscher u. Gauch, 1967; Podlesch u. Zindler, 1967; Böhmert u. Henschel, 1969). Der O_2-Bedarf des Herzens und des Gesamtorganismus ist – z. T. erheblich – gesteigert (Szappanyos et al., 1969; Braun et al., 1971b; Kettler, 1971; Sonntag et al., 1971; Hensel et al., 1972). Diese Befunde erklären richtungsmäßig die Einschränkung der Ischämietoleranz, nicht jedoch quantitativ das Ausmaß der Verschlechterung. Eine direkte Wirkung des Pharmakons auf den Zellstoffwechsel ist nach Befunden aus Kardioplegieversuchen, bei denen der Einfluß der Vorgeschichte weitgehend ausgeschaltet ist, unwahrscheinlich, da der Abbau der energiereichen Phosphate gegenüber Kontrollexperimenten nicht beschleunigt ist (Gethmann et al., 1972). Die Beobachtung, daß die Ischämietoleranz unter Ketamine nach Vorbehandlung mit Prostigmin verbessert ist, spricht für eine parasympathicolytische Wirkung des Pharmakons (Gethmann et al., 1972; s. a. Hensel et al., 1972; Traber et al., 1970).

Mit den Befunden bestätigen sich Überlegungen von KLAUS (1969), der aufgrund der stark positiv-inotropen Wirkung des Pharmakons eine Zunahme des myokardialen Energiebedarfs erwartete und von einer Anwendung der Narkose bei Risikopatienten abriet (s. a. DOWDY, 1969). Insbesondere sollte das Mittel bei Patienten, bei denen ein induzierter Herzstillstand im Rahmen herzchirurgischer Eingriffe geplant ist, nicht angewandt werden. Auch bei Patienten mit eingeschränkter Coronarreserve ist das Mittel nur mit großer Zurückhaltung zu verabreichen.

Inzwischen liegen Untersuchungen bei einer Reihe weiterer Narkoseverfahren vor. Für die von KETTLER et al. (1970b, 1971) vorgeschlagene und von HEMPELMANN et al. (1971) und ZÖLLER (1972) klinisch geprüfte Narkose mit dem Morphinderivat Dipiritramide in Kombination mit N_2O ergibt sich ein t-ATP von 18 min (SPIECKERMANN et al., 1970; KETTLER et al., 1970a). Durch Kombination mit N_2O läßt sich der t-ATP-Wert für Penthrane wesentlich verbessern (BRAUN et al., 1971a). Für die Narkose mit dem Steroid-Anaestheticum Althesin (Glaxo CT 1341) ermittelten wir ein t-ATP von 15 min (unveröffentlichte Befunde).

VIII. Die Adeninnucleotide und ihre Abbauprodukte im ischämischen Myokard

Im Gegensatz zu Niere, Leber und Skeletmuskel wird das ATP im Myokard nicht bevorzugt durch Dephosphorylierung über IMP, sondern ganz überwiegend über das Nucleosid Adenosin durch Desaminierung zu Inosin abgebaut (GERLACH u. DEUTICKE, 1963a u. b). Der Abbau über IMP wird nur als Nebenweg beschritten. Als zusätzliches Intermediärprodukt des Nucleotid- und Nucleosidkatabolismus finden sich im Myokard geringe Mengen von Adenin. Der Abbau des ATP ist in Abbildung 13 in Anlehnung an GERLACH u. DEUTICKE (1963) schematisch dargestellt.

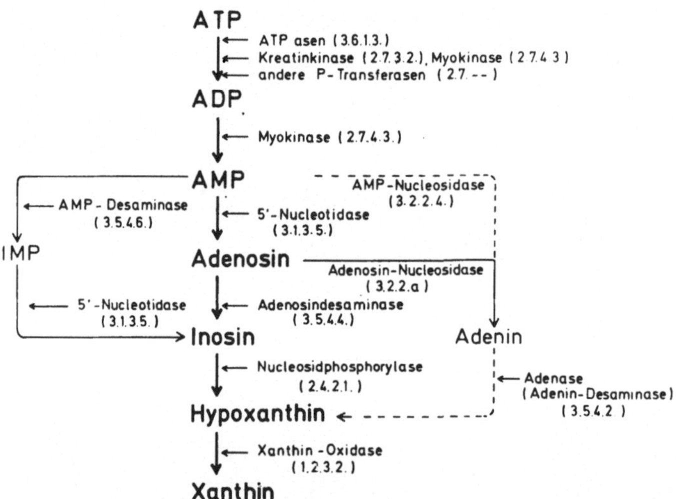

Abb. 13. Abbauwege des ATP (modifiziert nach GERLACH und DEUTICKE, 1963) im Myokard

Wie schon ausgeführt, liegen die Purinabkömmlinge im Myokard als Tri-, Di- oder Mononucleotide vor, wobei das Adenosintriphosphat überwiegt. Freie Nucleoside und Purine (Adenosin, Inosin, Adenin, Hypoxanthin und Xanthin) lassen sich unter aeroben Bedingungen nicht oder nur in Spuren nachweisen. Das Verhältnis der einzelnen Nucleotide zueinander ist unter physiologischen Verhältnissen relativ konstant, die Absolutmengen allerdings vom Energiebedarf des Gewebes abhängig (Abb. 3). Im ischämischen Myokard kommt es – überwiegend durch den Zerfall des ATP – zu erheblichen Verschiebungen der Verhältnisse der Nucleotide (Abb. 6, 14, 15). Das ADP, das zu Beginn der Ischämie leicht ansteigt, fällt im weiteren Verlauf des O_2-Mangels wieder ab und verhält sich damit etwa umgekehrt wie das Mononucleotid, dessen Konzentration in der Zelle zunimmt. Das entspricht auch den Befunden von GERLACH u. DEUTICKE (1963) und ISSELHARD et al. (1965). Das Nucleosid Adenosin reichert sich in der Zelle während Normothermie nur transistorisch an, zeigt in Hypothermie aber einen kontinuierlich ansteigenden Verlauf (Abb. 14, 15). Dieses Verhalten der Nucleotide und des Nucleosids wird durch Narkose und Herzstillstandsform nicht prinzipiell verändert (vgl. Abb. 14, 15).

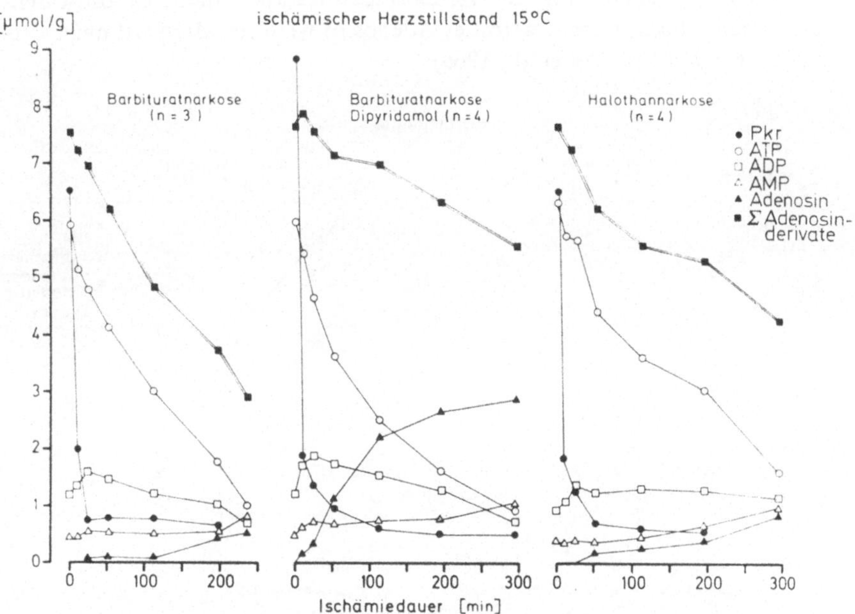

Abb. 14. Verhalten der Metabolite des PKr-Adenylsäuresystems und der Summe der Adenosinderivate während hypothermer Ischämie (15° C) in Halothan- und Barbituratnarkose sowie unter der Wirkung von Dipyridamol

Die Summe der Adenosinderivate nimmt dem ATP-Zerfall entsprechend ab, da ein Abbau über die Nucleosidstufe hinaus erfolgt. Die Gesamtsumme der Nucleotide und ihrer Abbauprodukte bleibt jedoch während der untersuchten Dauer der Ischämie annähernd konstant (GERLACH u. DEUTICKE, 1963) (vgl. Abb. 15).

Die Abnahme der Summe der Adenosinderivate kann verlangsamt werden durch präischämische Applikation des Coronardilatators Dipyridamol. Die Verlangsamung des Abfalls ist auf einen Anstau des Adenosins zurückzuführen (Abb. 14 u. 15) (GERLACH u. DEUTICKE, 1963). Dieser intramyokardiale Adenosinanstau während eines O_2-Mangels ist von der Dipyridamoldosis abhängig. Das Adenosin reichert sich intracellulär an, solange noch ATP in größerem Ausmaß zerfallen kann. Der celluläre Gehalt an Adenosin nimmt bei Normothermie wieder ab, wenn das ATP auf Werte um 1–2 μmol/g reduziert ist (Abb. 15). Ob zu diesem Zeitpunkt intracelluläre Membranstrukturen zerstört werden und damit die Dipyridamol-bedingte Permeationshemmung des Adenosins zu seinen Abbauorten aufgehoben wird, kann nicht entschieden werden. Durch Gabe von Methylxanthinen, die die coronardilatierende Wirkung des Dipyridamol dosisabhängig aufheben und die Adenosinpermeation durch Erythrocytenmembranen beeinflussen, wird der Adenosinanstau im Myokard nicht verändert (SPIECKERMANN et al., 1969).

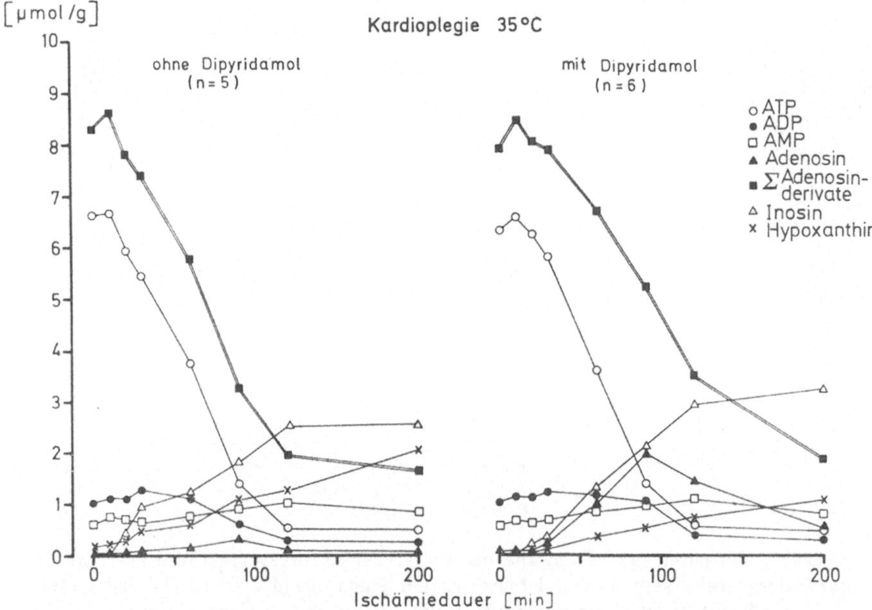

Abb. 15. Einfluß von Dipyridamol auf das ATP, seine Abbauprodukte sowie die Summe der Adenosinderivate während normothermer Ischämie nach Herzstillstand durch Na^+- und Ca^{++}-Entzug und Procaingabe

Die Verlangsamung der Abnahme der Summe der Adenosinderivate unter Dipyridamol ist in unseren Versuchen ausschließlich auf den Adenosinanstau, nicht aber auf eine Verminderung des Energiedefizits und damit einen verlangsamten ATP-Abbau zurückzuführen (Abb. 14, 15). Das gilt auch für die nicht dargestellten Temperaturbereiche von 25 und 5° C. Damit lassen sich an unserem Material die Befunde von MÖLBERT (1958), VOGELL et al. (1964), EKESTRØM et al. (1965), aus denen ein „sauerstoffsparender“ Einfluß des Dipyridamol gefolgert wurde, nicht bestätigen.

Der Dipyridamol-bedingte Anstau des Adenosins im Myokard während einer Ischämie ist auf eine Hemmung der Adenosinpermeation durch Membranen zurückzuführen (KOSS et al., 1961; KÜBLER u. BRETSCHNEIDER, 1964). Eine Hemmung der Adenosindesaminase (BERNE, 1964; GERLACH u. DEUTICKE, 1966) kann den Effekt quantitativ nicht erklären (KÜBLER et al., 1967; SPIECKERMANN et al., 1967, 1969; KÜBLER et al., 1970), da der K_i-Wert für die Enzymhemmung um 3 Zehnerpotenzen größer als der K_i-Wert für die Permeationsbeeinflussung ist. Verantwortlich für den Anstau des Adenosins ist überwiegend die Erschwerung eines dem enzymatischen Abbau vorgeschalteten Transferschritts.

Diese Schlüsse wurden abgeleitet aus Versuchen über die Permeation des Adenosins am Erythrocytenmodell (KÜBLER u. BRETSCHNEIDER, 1964; KÜBLER et al., 1970) und kinetischen Untersuchungen des Adenosinstoffwechsels im ischämischen Myokard (KÜBLER et al., 1967, 1970). Die Zunahme des Membranwiderstandes der Herzmuskelzelle für Adenosin unter der Wirkung von Dipyridamol kann direkt bestimmt werden, wenn bei anoxischer Perfusion des Myokards der Adenosinanstau parallel zur Ausschwemmung des Adenosins mit und ohne Dipyridamol gemessen wird (SPIECKERMANN et al., 1967; KÜBLER et al., 1970).

Eine Hemmung des intramyokardialen Adenosinabbaus erscheint hinsichtlich der ATP-Resynthese und damit der postischämischen Leistungsfähigkeit des Organs zweckmäßig, da eine schnelle ATP-Resynthese nur vom Nucleosid, nicht aber von seinen Abbauprodukten aus möglich ist. Bei der klinischen Anwendung ist jedoch zu beachten, daß das Dipyridamol in etwa 2- bis 3fach höherer Dosierung als beim Hund appliziert werden muß, da – durch unterschiedliche Bindung an Plasmabestandteile bedingt – die Verteilungskoeffizienten des Dipyridamol zwischen Plasma und Erythrocyten bzw. Plasma und Interstitium bei Hund und Mensch unterschiedlich sind (KÜBLER et al., 1969). Es folgt daraus, daß bei gleicher Dosierung pro Gewichtseinheit die wirksamen Gewebsspiegel beim Menschen geringer als beim Hund sind.

IX. Der Energiestoffwechsel im ischämischen Myokard

Wie die vorgelegten Befunde zeigen, ist die Energiebereitstellung während eines O_2-Mangels nicht in der Lage, den Energiebedarf des Myokards voll zu decken. Unter allen geprüften anaeroben Bedingungen kommt es zum Auftreten eines Energiedefizits mit Zerfall der energiereichen Phosphate.

Energieumsatz des Myokards
Ischämischer Herzstillstand

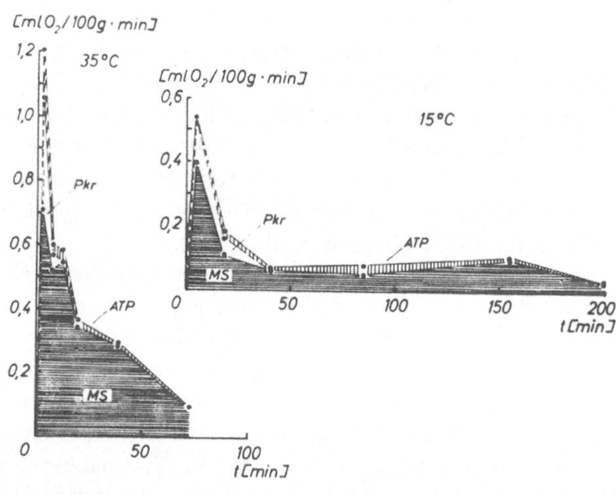

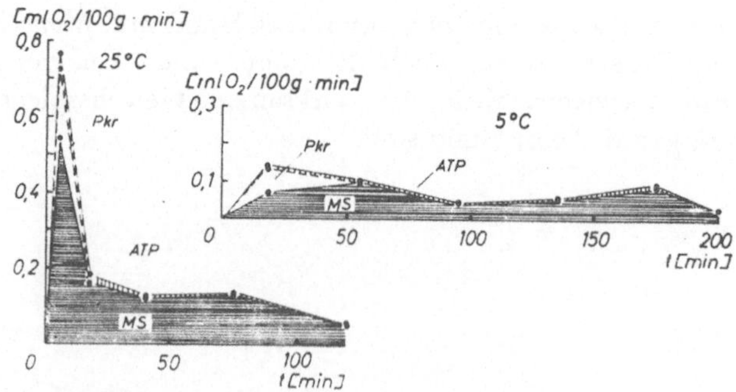

Abb. 16 (s. S. 51)

Das Verhalten des Energieumsatzes im ischämischen Myokard ist in Abbildung 16 für rein ischämischen Herzstillstand und für die Kardioplegie nach BRETSCHNEIDER unter Berücksichtigung der Temperatur dargestellt. Der Umsatz setzt sich aus der anaeroben Energiebereitstellung (der Milchsäurebildung pro Zeiteinheit) und dem Energiedefizit (dem Zerfall der energiereichen Phosphate PKr, ATP und ADP pro Zeiteinheit) zusammen. Die einzelnen Komponenten wurden – entsprechend den Angaben des aeroben Umsatzes – als O_2-Äquivalente unter der Annahme eines P/O-Quotienten von 3 (OCHOA, 1943) und einer Milchsäurebildung ausschließlich aus Glykogen ausgedrückt (1 μmol $\sim$ P/g entsprechen 0,38 ml O_2/100 g; 1 μmol MS/g entsprechen 0,57 ml O_2/100 g). Wie die Abbildung zeigt, kommt es in allen Gruppen im Verlauf des PKr-Zerfalls zu einer starken Verminderung des Energieumsatzes (BRETSCHNEIDER, 1964; HÄHN, 1967). Nach dem Abfall des PKr stellt sich der Umsatz auf einen relativ konstanten, niedrigen Wert ein, fällt jedoch weiter ab, wenn in der Endphase der

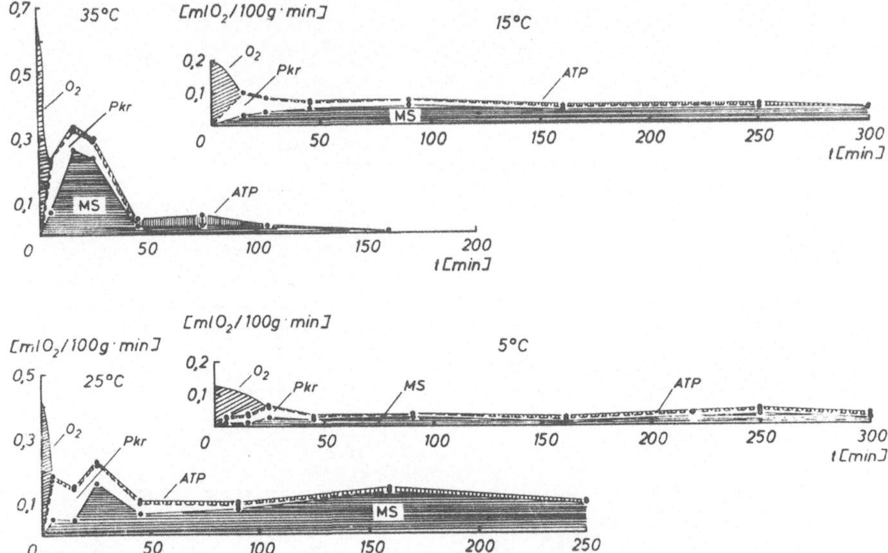

Abb. 16. Der rechnerisch ermittelte Energieumsatz im ischämischen Myokard bei verschiedenen Temperaturen. Den Berechnungen liegen die in Abbildung 7 dargestellten Versuche zugrunde (s. Text); a) Versuche bei sog. ischämischem Herzstillstand; b) Versuche mit künstlichem Herzstillstand durch Na^+- und Ca^{++}-Entzug und Procaingabe

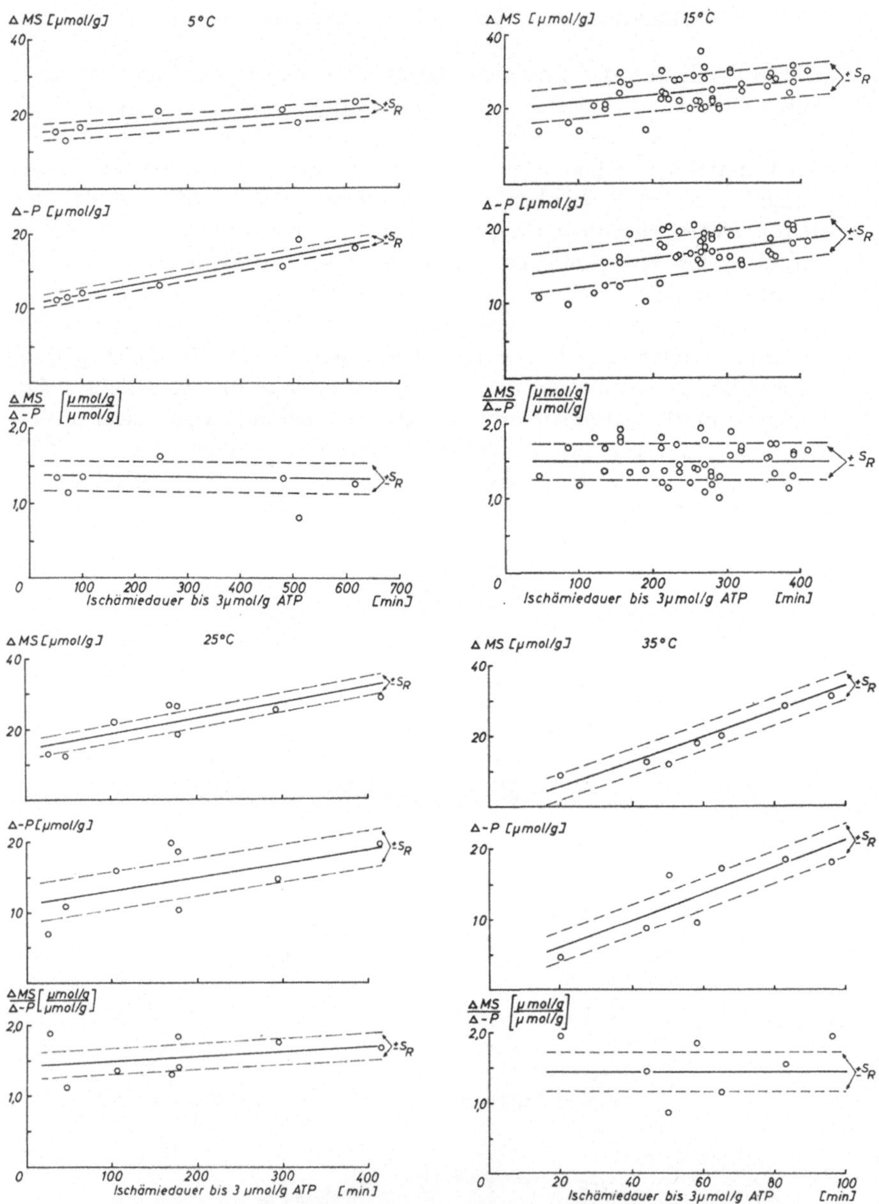

Abb. 17. Die im ischämischen Myokard bis zum Erreichen von 3 μmol ATP/g gebildete Milchsäuremenge (ΔMS), zerfallenen energiereichen Phosphatgruppen des PKr-Adenylsäuresystems (Δ ~ P) sowie das Verhältnis ΔMS/Δ ~ P für Versuche mit unterschiedlichem Energieumsätz (verschiedene Kardioplegieformen) bei 35, 25, 15 und 5° C. Als relatives Maß für den Energieumsatz ist auf der Abszisse die Zeit bis zum Erreichen von 3 μmol ATP/g Myokard aufgetragen

Ischämie die Milchsäure-Bildung sistiert. Die Geschwindigkeit der Lactatproduktion nimmt ab, wenn das ATP auf Werte unter 2 μmol/g reduziert ist.

Die Milchsäure-Bildung ist eng mit dem Zerfall der energiereichen Phosphate korreliert (Kübler, 1964; Isselhard, 1964). Ein schneller Zerfall von PKr und ATP geht stets mit einer raschen Milchsäure-Bildung einher und umgekehrt. Ein langsamer Abfall der energiereichen Phosphatverbindungen bei geringem Energiebedarf des Myokards ist nicht auf eine gute anaerobe Energiebereitstellung zurückzuführen, sondern geht mit einer geringen glykolytischen Aktivität einher. Unabhängig vom Energiebedarf bleibt das Verhältnis von gebildeter Milchsäure-Menge und zerfallenem energiereichen Phosphat unter ischämischen Bedingungen konstant (Abb. 17) und beträgt bis zum Erreichen eines Metabolitstatus von 3 μmol ATP/g etwa 1,4–1,5 (1,45 $\pm$ 0,25). Pro zerfallener energiereicher Phosphatgruppe (PKr, ATP, ADP) werden unabhängig vom Energiebedarf also etwa 1,4–1,5 Moleküle Milchsäure gebildet (Kübler et al., 1966; Kübler, 1969; Hellberg, 1970). Ausgedrückt als Äquivalent energiereiches Phosphat beträgt mithin die anaerobe glykolytische Energiebereitstellung 1,45 Δ Milchsäure und der gesamte Energieumsatz $\Delta \sim P + 1{,}45\, \Delta$ Milchsäure. Nach diesen Befunden errechnet sich der Anteil der anaeroben, glykolytischen Energiebereitstellung am gesamten Energieumsatz des Myokards bis zum Erreichen von 3 μmol ATP/g zu 0,68 $\pm$ 0,03 oder 68%. Dieser Anteil kann durch Variation präischämischer und ischämischer Bedingungen – wie an einigen Beispielen gezeigt werden soll – nicht gesteigert werden. Lediglich bei anoxischer Perfusion erhöht sich der Anteil der anaeroben Energiebereitstellung am gesamten Energieumsatz auf 75–80%, bei zusätzlicher Zufuhr von Glucose auf 85–90% (Kübler et al., 1966; Kübler, 1969). Offenbar ist durch die Ausschwemmung saurer Stoffwechselendprodukte das glykolytische Enzymsystem weniger als während reiner Ischämie gehemmt (s. u.).

Die Befunde legen den Schluß nahe, daß die glykolytische Energiebereitstellung stets dem Energiebedarf angepaßt wird. Als Ursache muß eine Beeinflussung der Enzyme des Embden-Meyerhof-Wegs angenommen werden.

Ablauf und Regulation einer Stoffwechselkette lassen sich durch Berechnung der Massenwirkungsverhältnisse an den beteiligten Enzymen analysieren (Krebs, 1946; Hess u. Brand, 1965). Das von Chance et al. (1958) entwickelte sog. „cross over theorem“ kann bei der Glykolyse nicht angewandt werden (Hellberg, 1970).

Die Glykolyseregulation während Ischämie soll am Beispiel des mit der kardioplegischen Lösung nach Bretschneider stillgestellten Herzens dargestellt werden. Analysen der glykolytischen Stoffwechselkette bei reiner Ischämie und bei hypothermer Kardioplegie sind bei Kübler (1969) und Hellberg (1970) publiziert.

Das Verhalten der Metabolite des Phosphokreatin-Adenylsäuresystems sowie der Ausgangs-Zwischen- und Endprodukte der Glykolyse während normothermer Kardioplegie ist in Abbildung 18 dargestellt. Aus den Metabolitgehalten errechnen sich die in Abbildung 18 wiedergegebenen Massenwirkungsverhältnisse, die den in vitro bestimmten Werten (zit. n. HOLLDORF, 1964; WILLIAMSON, 1965) gegenübergestellt sind. Dabei wurde der stoffwechselinaktive, spezifisch gebundene ADP-Anteil mit 20 % (KRAUSE u. WOLLENBERGER, 1964) angenommen (nähere Einzelheiten s. KÜBLER, 1969). Eine Abweichung der Massenwirkungsquotienten von der Gleichgewichtseinstellung spricht für eine Limitierung des Flusses durch das betroffene Enzym.

Im gesamten Verlauf der Ischämie befinden sich die Hexosephosphat-Isomerase (5.3.1.9.) –, die Phosphoglycerat-Mutase (2.7.5.3) – und die Enolase (4.2.1.11) – Reaktion nahe der Gleichgewichtseinstellung. Ver-

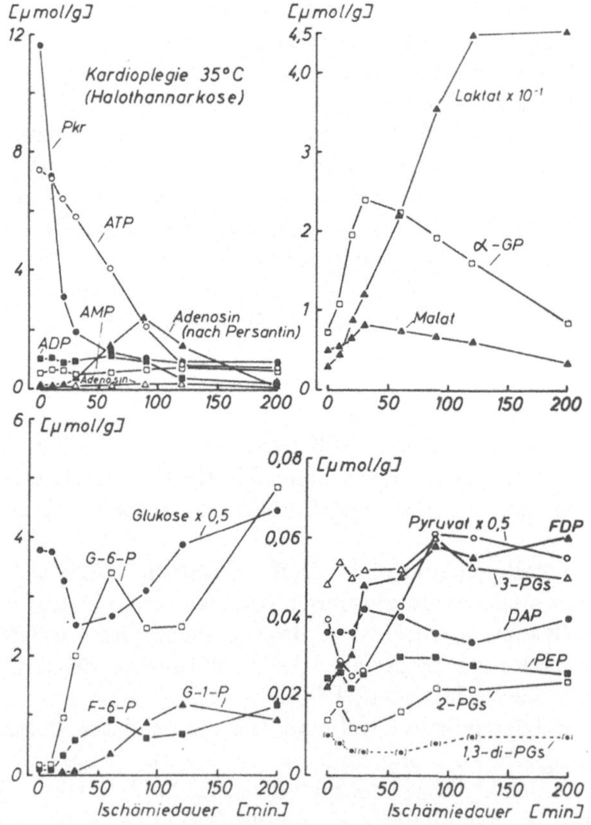

Abb. 18 (s. S. 55)

änderungen treten kaum auf. Die Aldolase (4.1.2.13) ist zwar vom Gleichgewicht entfernt, ändert sich jedoch nur wenig während der Zeit des O_2-Mangels.

Entsprechend den Befunden von HESS (1963) in anderen Geweben zeigen die phosphatübertragenden Enzymreaktionen dieses Verhalten jedoch nicht. Sie sind um mehrere Zehnerpotenzen vom jeweiligen Gleichgewicht entfernt und ändern sich zudem z. T. während des O_2-Mangels. Sie könnten für die Limitierung des glykolytischen Flusses verantwortlich sein (HESS, 1963; BÜCHER-RÜSSMANN, 1963).

Größere Abweichungen vom Ausgangswert finden sich während der Ischämie nur für die Phosphoglucomutase (2.7.5.1) – und die Phosphofructokinasereaktion (2.7.1.11), wobei die Änderungen an der Phosphofructokinase in allen Temperaturbereichen ausgeprägt, die an der Phosphoglucomutase nur angedeutet sind (HELLBERG, 1970). Die zusammengefaßte Reaktion an der 3-Phosphoglycerinaldehyd-Dehydrogenase (1.2.1.12) und

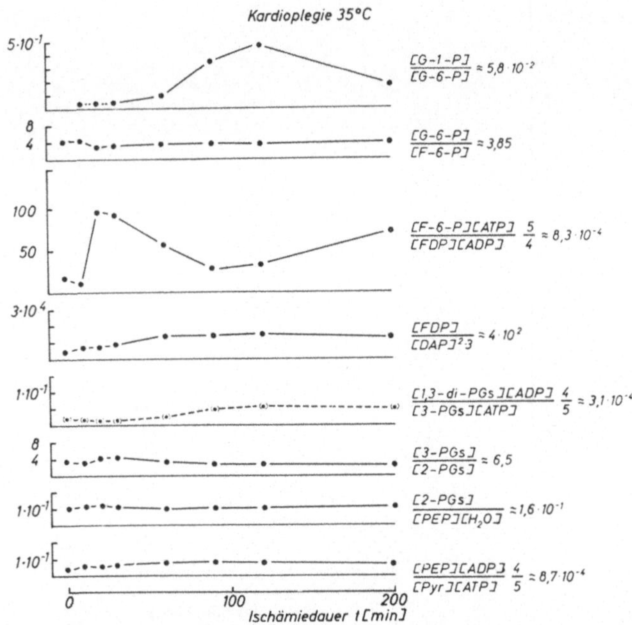

Abb. 18. Gewebsgehalte der Metabolite des PKr-Adenylsäuresystems und der Glykolyse im Myokard während normothermer Ischämie nach Kardioplegie durch Na^+- und Ca^{++}-Entzug und Procaingabe sowie die sich aus den Gewebsgehalten ergebenden Massenwirkungsverhältnisse an den Enzymen der Glykolyse. Substrate, deren myokardialer Gehalt an der Grenze der Empfindlichkeit unserer Nachweismethode lag ($\Delta E < 0{,}01$), sind durch eingeklammerte Zeichen und gestrichelte Linien wiedergegeben

der Phosphoglycerat-Kinase (2.7.2.3) sowie die Reaktion an der Pyruvatkinase (2.7.1.40) verhalten sich wie die Aldolase-Reaktion.

In der ersten Phase der Ischämie ändern sich die Massenwirkungsverhältnisse an den Enzymen der Stoffwechselkette nur wenig. Während dieser Zeit könnten die Hexokinase (2.7.11) und insbesondere die Phosphorylase (2.4.1.1) für die Limitierung des glykolytischen Flusses verantwortlich sein. Nach Einsetzen des O_2-Mangels kommt es zu einer Katecholaminfreisetzung, die über eine Erhöhung des cyclischen 3.5-AMP zu einer Aktivierung der Phosphorylase führt (Cornblath et al., 1963; Wollenberger u. Krause, 1964; Wollenberger et al., 1967, 1969; Kukovetz, 1968, 1969). Sowohl die Katecholaminmobilisierung als auch der Anstau des cyclischen 3.5-AMP sind vorübergehend, so daß andere Enzyme die Limitierung des glykolytischen Flusses übernehmen müssen. In Frage kommen in erster Linie die Phosphoglucomutase und die Phosphofructokinase.

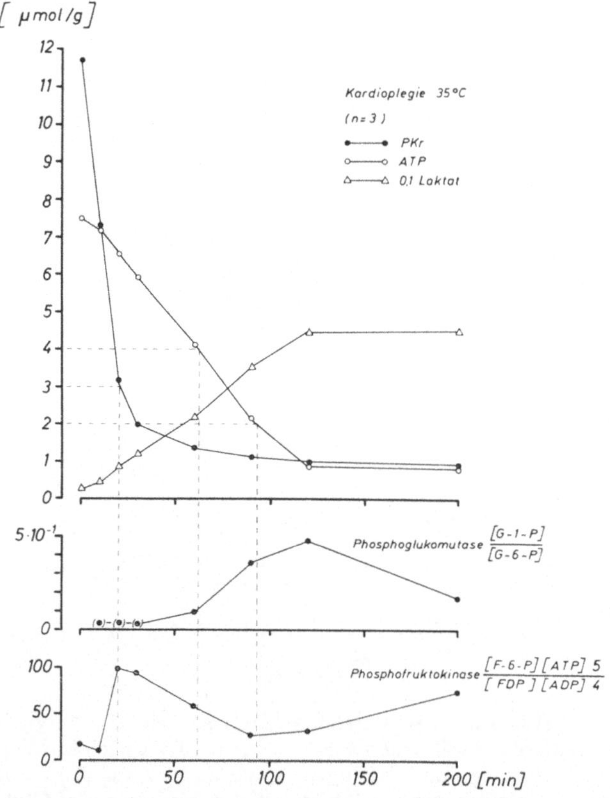

Abb. 19. Zuordnung der Massenwirkungsverhältnisse an der Phosphofruktokinase und der Phosphoglukomutase zum Gehalt des Gewebes an PKr, ATP und Lactat während normothermer Ischämie nach Kardioplegie (s. Abb. 18)

In Abbildung 19 ist das Verhalten der Massenwirkungsverhältnisse an diesen beiden Enzymen dem PKr, ATP und der Milchsäure gegenübergestellt. Im Verlauf der Ischämie entfernt sich zunächst die Phosphofructokinasereaktion von der Gleichgewichtseinstellung. Ein Maximum ist etwa zu Beginn der ATP-Zerfallsphase erreicht. Wenn das ATP auf etwa $^2/_3$ des Ausgangswertes reduziert ist, bewegt sich das Verhältnis wieder in Richtung der Gleichgewichtseinstellung. Ist das ATP auf etwa 4 μmol/g reduziert, entfernt sich das Massenwirkungsverhältnis an der Phosphoglucomutase von der Gleichgewichtseinstellung und löst damit die Phosphofructokinase als limitierendes Enzym der Glykolyse ab. In der Endphase des ATP-Zerfalls (unterhalb 2 μmol ATP/g) steigt das Verhältnis an der Phosphofructokinase wieder an.

Die zentrale Bedeutung der Phosphofructokinase-Reaktion für die Regulierung des glykolytischen Flusses (Krebs u. Woodford, 1965; Mansour, Williamson, 1965*) ergibt sich aus den folgenden Eigenschaften des Enzyms: ATP und eine Erhöhung der H^+-Ionen-Konzentration wirken inhibitorisch, AMP, F-6-P, FDP und $P_{anorg.}$ (vgl. Abb. 18) aktivierend auf die durch das Enzym katalysierte Reaktion (Parmeggiani u. Bowman, 1963; Mansour, 1963; Underwood-Newsholm, 1965; Lowry u. Passoneau, 1966; Pogson u. Randle, 1966).

Auch der Übergang der Limitierung von der Phosphofructokinase auf die Phosphoglucomutase kann vom Mechanismus der Reaktion an der Mutase her erklärt werden: Die Umwandlung von G-1-P zu G-6-P erfolgt über das energiereiche G-1,6-diP, dessen Bildung vom Gehalt der Zelle an ATP abhängig ist (Paladini et al., 1949; Sidbury et al., 1956). Außerdem wirken G-1-P und eine Senkung des pH-Wertes inhibitorisch auf das Enzym (Ray u. Roscelli, 1964; Joshi u. Handler, 1964; 1969).

In der Phase des ATP-Zerfalls bewegt sich das Gleichgewicht an der Phosphofructokinase wieder in Richtungg der Gleichgewichtseinstellung. Während dieser Zeit muß der ATP-Gehalt der Zelle zur Phosphorylierung von F-6-P zu F-1,6-diP noch ausgereicht haben. Unterhalb 2 μmol/g wird die Phosphofructokinase wieder limitierend für den glykolytischen Fluß. Unabhängig von den Versuchsbedingungen (reine Ischämie, Kardioplegie, Hypothermie) ist immer nach Unterschreiten dieses Wertes die Reaktion an diesem Enzym weit von der Gleichgewichtseinstellung entfernt. Das ATP reicht nun nicht mehr aus für die Phosphorylierung von Substraten, insbesondere des F-6-P.

Wir sehen darin den entscheidenden Mechanismus für die Irreversibilität eines Herzstillstandes. Die Milchsäure-Bildung ist zu diesem Zeitpunkt zum Erliegen gekommen, obwohl die Zelle noch über ausreichende Glykogenbestände verfügt (s. Abb. 20). Limitierend für die Wiederbelebung werden nicht die echten Energiereserven des Myokards – insbesondere das Glykogen – sondern der Gehalt der Zelle an ATP, da die Glykolyse aus Mangel an energiereichem Phosphat zum Stillstand kommt. Diese Konzeption stimmt mit der Annahme LEIPERTS (1960) überein, nach der eine Zelle lebt, solange sie glykolysieren kann. Voraussetzung dafür ist die Verfügbarkeit einer bestimmten Mindestmenge an energiereichem Phosphat in Form des ATP.

Unter der Vorstellung, daß Glucagon über eine Erhöhung des intracellulären cyclischen 3,5-AMP-Gehaltes die Phosphorylase und die Phosphofructokinase aktiviert (SUTHERLAND u. RALL, 1960; MAYER et al., 1970), haben wir nach Prämedikation von Glucagon in positiv inotropen Dosen (25 μg/kg) der kardioplegischen Lösung Glucagon zugesetzt (100 μg/l) und die Herzen auch während der Ischämie in glucagonhaltiger kardioplegischer Lösung inkubiert. Das cyclische 3,5-AMP soll nach MANSOUR (1963) das Enzym nur aktivieren, wenn es durch einen hohen ATP-Gehalt der Zelle inaktiviert ist. Die gewählte Kardioplegieform müßte demnach gute

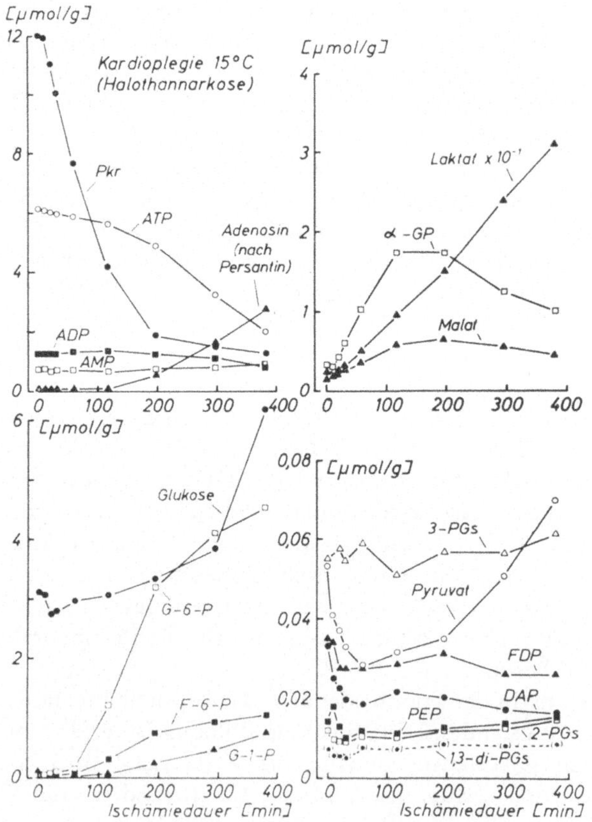

Abb. 20a (s. S. 60)

Voraussetzungen für eine Enzymaktivierung, insbesondere zu Beginn der Ischämie bieten. Das Verhalten der Metabolite des PKr-Adenylsäure-Systems sowie der Glykolyse bei 15° C unter der Einwirkung des Hormons ist in Abbildung 19b dargestellt. Obwohl z. T. erhebliche Konzentrationsunterschiede gegenüber den Verhältnissen ohne Glucagon auftreten (Abb. 19a), ändert sich das Verhalten der Massenwirkungsverhältnisse unter Glucagon nicht prinzipiell. (Die Quotienten wurden deshalb nicht dargestellt.) Auch das Verhältnis ΔMS/Δ $\sim$ P verbessert sich nicht. Offenbar ist die während der jeweiligen Ischämiephase erreichte Enzymaktivierung

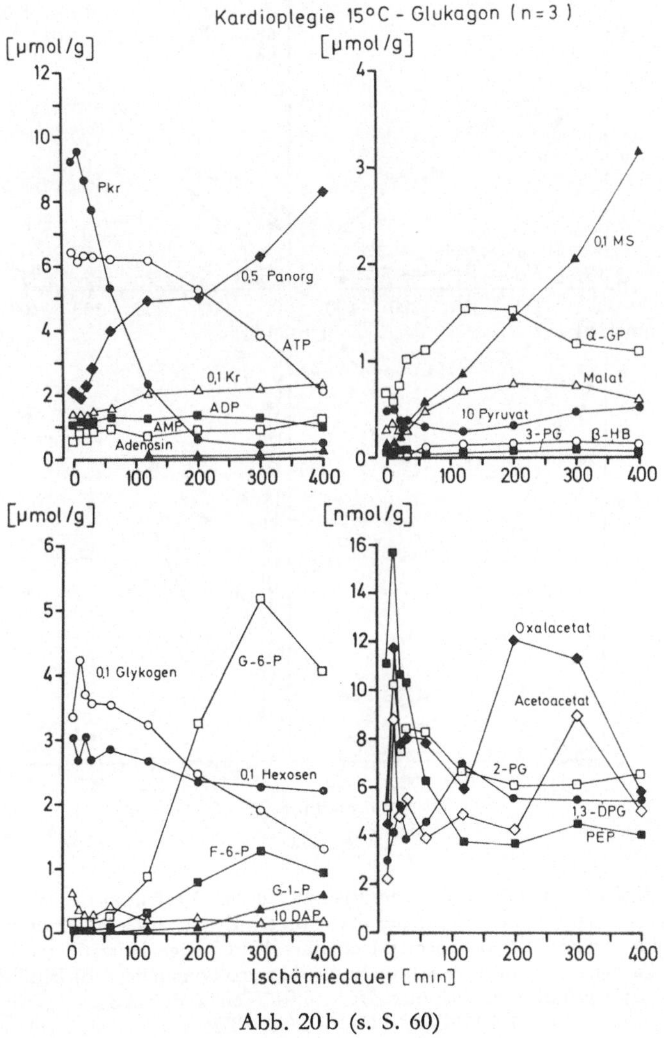

Abb. 20b (s. S. 60)

unter den herrschenden Bedingungen maximal, so daß eine weitere Steigerung nicht möglich ist.

Auch durch Insulin in hoher Dosierung (20 IE Altinsulin/l kardioplegischer Lösung) lassen sich weder das Verhältnis von gebildeter Milch-

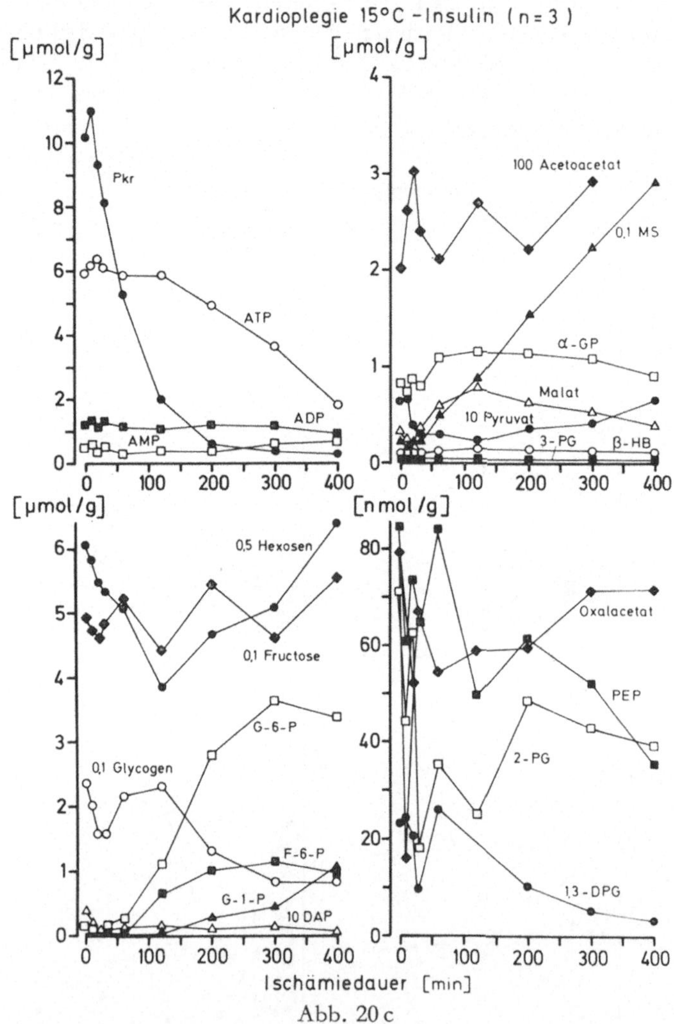

Abb. 20 c

Abb. 20. Einfluß von Glucagon und Insulin auf das Verhalten der Metabolite des PKr-Adenylsäuresystems und der Ausgangs-, Zwischen- und Endprodukte der Glykolyse während hypothermer Ischämie (15° C) nach Herzstillstand durch Na^{+}- und Ca^{++}-Entzug und Procaingabe. a) Kontrollversuche, ; b) Einfluß von Glucagon; c) Einfluß von Insulin, $\Delta E < 0{,}01$ Teil a der Abb.: 1,3-di PGS, Teil b + c der Abb.: 1,3-DPG, 3-PGs, 2-PGs, PEP, Oxalacetat, Acetoacetat

säuremenge zu zerfallenem energiereichen Phosphat noch das Verhalten der Massenwirkungsverhältnisse beeinflussen. In Abbildung 20c sind die Metabolitveränderungen dargestellt. Die Versuche wurden unter der Vorstellung durchgeführt, daß Insulin – zumindest in der Leber und im Skeletmuskel – die Phosphoglucomutase aktiviert (HASHIMOTO et al., 1967) und außerdem in hoher Dosierung die Zellmembran stabilisiert (BOLTE u. LÜDERITZ, 1969). Im ischämischen Myokard beeinflußt Insulin jedoch weder den Energiebedarf noch die Energiebereitstellung in stärkerem Maße.

Außer der anaeroben Perfusion mit oder ohne Glucose ist bisher kein Verfahren bekannt, den glykolytischen Fluß zu steigern. Da der Anteil der anaeroben glykolytischen Energiebereitstellung am gesamten myokardialen Energieumsatz während Ischämie unabhängig vom Energiebedarf des Herzmuskelgewebes ist, kann die Ischämietoleranz des Herzens nur durch Herabsetzung des Energiebedarfs oder durch Erhöhen der Ausgangswerte der energiereichen Phosphate, nicht dagegen durch eine Verbesserung der Energiebereitstellung durch die Glykolyse verbessert werden.

X. Der Stoffwechsel während der postischämischen Erholung

Wird nach einer Ischämieperiode die Coronardurchblutung wieder freigegeben, so zeigt das Herz nach einer exponentiell mit der Schädigungsdauer zunehmenden Latenzzeit eine Aktivität (SCHNEIDER, 1958, 1964). Dabei können die Latenzzeiten für die einzelnen Partialfunktionen des Myokards erheblich differieren; die elektrische Aktivität des Herzmuskelgewebes setzt z. B. sehr viel früher ein als die mechanische, ein Sinusrhythmus wird wiederum später erreicht. Bei der Kardioplegie durch Natrium- und Ca^{++}-Entzug in Kombination mit Procaingabe tritt nach 60 min langer hypothermer Ischämie ($\sim 20°$ C) elektrische Aktivität im Durchschnitt schon nach etwa 20 sec, mechanische aber erst nach rund 2 min auf, ein Sinusrhythmus setzt nach etwa 3 min ein (REIDEMEISTER et al., 1969). Aber auch nach dieser Zeit ist das Herz noch nicht in der Lage, suffizient die Kreislaufarbeit zu übernehmen. Es bedarf einer ebenfalls exponentiell mit der Dauer des Sauerstoffmangels zunehmenden Erholungszeit, bis das Herz den wechselnden Anforderungen, die der Gesamtorganismus stellt, gerecht werden kann. Diese Zeit der Aerobiose und geringer mechanischer Belastung des Organs ist für die Normalisierung des Intermediärstoffwechsels, insbesondere die Resynthese der energiereichen Phosphate durch die oxydative Phosphorylierung und die Restitution möglicherweise veränderter Strukturen notwendig.

Die PKr- und ATP-Resynthese wurde vor allem von dem Arbeitskreis um ISSELHARD (1960, 1963, 1964, 1965*, 1967) sowie von DANFORTH et al. (1960) und KAMMERMEIER (1964) untersucht. Innerhalb der postischämischen Erholung lassen sich zwei Phasen unterscheiden. In der ersten kurzen Phase wird PKr und ein Teil des ATP resynthetisiert. Diese Resynthese erfolgt von präformierten Bausteinen (preformed pathway) aus, überwiegend also Abbauprodukten des PKr oder ATP, wobei über die Adenosinstufe hinaus abgebaute Adenosinnucleotide nicht zum Wiederaufbau von ATP herangezogen werden können. Die im Verlauf des Sauerstoffmangels abnehmende Summe der Adeninnucleotide (Abb. 14) limitiert also das Ausmaß der Resynthese und terminiert damit die Erholungszeit. Sie kann durch Zufuhr von leicht permeablem Adenosin (HINZEN et al., 1969, MÄURER et al., 1969) oder durch das die Permeation intracellulär gebildeten Adenosins hemmende Dipyridamol beeinflußt werden. Regelgröße für die ATP-Resynthese während der ersten Phase dürfte eine Normalisierung des ATP/ADP-Quotienten – bzw. der freien Energie des Adenylsäuresystems – sein, wie sich aus den Ergebnissen von KAMMERMEIER (1964), ISSELHARD et al. (1964) und eigenen Befunden ergibt.

Nach Untersuchungen von KAMMERMEIER (JUST et al., 1970) nimmt bei Primaten – im Gegensatz zu den übrigen Warmblütern (s. Abb. 6) – der myokardiale Gewebsgehalt an Gesamtkreatin während der anoxischen Belastung ab, so daß das zur postischämischen Rephosphorylierung von PKr zur Verfügung stehende Substrat abnimmt. Dieser Verlust an Gesamtkreatin kann durch Kreatinzufuhr ausgeglichen werden.

In der zweiten – mehrere Stunden bis Tage dauernden (ISSELHARD et al., 1970) – Phase wird der Gewebsgehalt an ATP durch Steigerung der de-novo-Synthese von Adeninnucleotiden aus einfachen Bausteinen (GERLACH et al., 1968) normalisiert, wobei die Synthese durch Applikation präformierter Purinnucleotid-Bausteine (z. B. Adenin) stark gehemmt werden kann (GERLACH in JUST et al., 1970).

Wird das Myokard bei 25° C nach einer Kardioplegieperiode, in der das ATP auf Werte um 4 μmol ATP/g abgesunken ist, mit einer Tyrodelösung perfundiert, so wird PKr – z. T. auf Kosten des ATP – resynthetisiert. In einer 10minütigen Perfusion wird das auf etwa 1 μmol/g abgefallene PKr nur bis 5,5 μmol/g wieder aufgebaut, das ATP reduziert sich während dieser Zeit um etwa 1 μmol/g. Gleiche Beobachtungen wurden von NÄGLE et al. (1959) sowie von BENSON et al. (1961) publiziert. Abweichend hierzu ist das Verhalten der energiereichen Phosphate in einer sich anschließenden 5 min langen Perfusionsphase mit einer Na^+-armen, Ca^{++}-freien und procainhaltigen Lösung. Das PKr verdoppelt sich in dieser kurzen Phase auf etwa 10 μmol/g, das ATP fällt nun nicht weiter ab, sondern steigt an.

Dieses Versuchsmodell zeigt den Einfluß des myokardialen Energiebedarfs auf die Resyntheserate der energiereichen Phosphate. Ein aktueller Metabolitgehalt des Gewebes ist stets Resultante aus Abbau- und Aufbaurate – aus diesem Grunde überrascht der Befund nicht. Während der Perfusion mit einer auf 25° C temperierten Tyrodelösung, die eine den Serumkonzentrationen angenäherte Elektrolytzusammensetzung aufweist und damit dem Herzen die Möglichkeit für regelrechte Contractionen gibt, beträgt der O_2-Verbrauch des Myokards etwa 2 ml/100 g · min, während Kardioplegie aber nur $^1/_5$ dieses Wertes (BONHOEFFER, 1967). Für die Klinik ergibt sich aus diesen Versuchen die Konsequenz, daß es vorteilhaft ist, nach Kardioplegiephasen, in denen mit Sicherheit das ATP schon reduziert wurde, vor der eigentlichen Wiederbelebung, also der Durchströmung des Coronarsystems mit normothermem Blut, eine kurze Perfusionsphase mit kardioplegischer Lösung einzuschieben.

Abbildung 21 zeigt Auswertungen von insgesamt 4 Versuchen, in denen jeweils zwei Reperfusionen durchgeführt wurden. Zeitlich wurden die Reperfusionsphasen so gelegt, daß bei der ersten Phase ein Metabolitstatus von etwa 4 μmol ATP/g erreicht, bei der zweiten Phase aber ein ATP-Wert von 2 μmol/g unterschritten war.

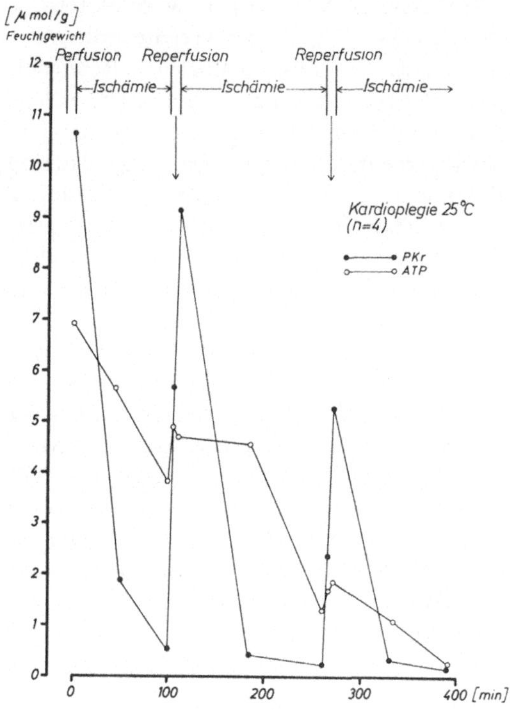

Abb. 21. Verhalten der energiereichen Phosphate PKr und ATP während Ischämie bei 25° C und während Reperfusion mit einer kardioplegischen Lösung

Nach einer Ischämiezeit, die einem Metabolitstatus von etwa 4 μmol ATP/g entspricht, kommt es durch Zuführen von Sauerstoff zu einer schnellen Resynthese von PKr, auch das ATP wird z. T. wieder aufgebaut. Ist das ATP auf Werte unter 2 μmol/g abgesunken, ist der Wiederaufbau der energiereichen Phosphate stark verlangsamt und eingeschränkt. Diese Befunde geben von der metabolischen Seite her gesehen eine Erklärung für die Zunahme der Erholungszeit mit steigender Ischämiedauer. Die Schnelligkeit der Resynthese ist – wie die Versuche mit Tyrode-Perfusionen zeigen – durch eine gleichzeitig vorhandene mechanische Aktivität des Herzens, die in den hier beschriebenen Reperfusionsversuchen fehlte, zu beeinflussen. Die Perfusion mit kardioplegischer Lösung kurz vor der eigentlichen Wiederbelebung eröffnet mithin die Möglichkeit, die

Erholungszeit des Myokards nach Ischämie in einem gewissen Rahmen zu verkürzen.

Eine genaue Analyse der Ausgangs-, Zwischen- und Endprodukte der Glykolyse sowie des Verhaltens der Massenwirkungsquotienten an den einzelnen Enzymen des EMBDEN-MEYERHOF-Wegs erscheint an anderer Stelle (KÜBLER u. SPIECKERMANN, 1971/1972).

XI. Morphologische Veränderungen während des Sauerstoffmangels und ihre Beziehungen zum Gehalt des Gewebes an energiereichen Phosphatverbindungen

Lichtmikroskopisch lassen sich auffallende morphologische Veränderungen erst nach Ablauf einer sog. Manifestationszeit (OPITZ u. SCHNEIDER, 1950) nachweisen. Diese Manifestationszeit beträgt nach ROTTER (1958/59) und BRYANT et al. (1958) mehr als 4 Std. Nur mit sehr subtilen Auswertungsverfahren – etwa der Bestimmung der Z-Streifen-Abstände – können frühe Veränderungen der Herzmuskelzelle auch zu Beginn eines Sauerstoffmangels erfaßt werden (LINZBACH).

Das Elektronenmikroskop ermöglicht es, morphologische Frühstadien einer hypoxiebedingten Zellschädigung sowie deren Ablauf zu erfassen. Die Ergebnisse systematischer Untersuchungen sind in zahlreichen Übersichten zusammengestellt (MEESSEN, 1963, 1964, 1966, 1967; MEESEN u. POCHE, 1963; MÖLBERT, 1963; BÜCHNER u. ONISHI, 1968; CAESAR, 1969). Es kommt während eines O_2-Mangels zu einer Erweiterung des T-Systems, Schwellung des endoplasmatischen Reticulums und der Mitochondrien, Cristolyse, Partialauflösung der Myofilamente, zu Veränderungen der Sarkomerenlänge, zu Glykogenschwund und zum Auftreten von Dehiszenzen der Glanzstreifen.

Eine exakte Terminierung dieser Veränderungen in Relation zu biochemischen Befunden war bisher nicht möglich, da eine genaue Standardisierung der Fixierung des Untersuchungsmaterials Schwierigkeiten bereitete. Zumindest teilweise muß die Fixierungszeit, die je nach gewählter Fixierlösung, Größe der Probe und Temperatur stark differieren kann, der Schädigungsdauer durch Sauerstoffmangel zugerechnet werden. Damit ist eine Korrelation morphologischer und biochemischer Befunde erschwert.

Durch Na^+- und Ca^{++}-Entzug und Procaingabe in Kombination mit Hypothermie gelingt es, den Energiebedarf des Myokards bis um Faktor 100 zu senken und den Eintritt und die Größe des für den Abfall der energiereichen Phosphate verantwortlichen Energiedefizits entsprechend zu beeinflussen. Zeiträume in der Größenordnung von etwa $^1/_4$ Stunde, wie sie für die Aufarbeitung und Fixation der Proben benötigt werden, haben unter diesen Bedingungen keine wesentliche Bedeutung mehr. Bei dem oben skizzierten Vorgehen können die am Myokard beobachteten feinstrukturellen Veränderungen ohne Schwierigkeit mit den entsprechenden biochemischen Befunden korreliert werden. Die Veränderungen sind ohne Zeitdruck im Detail zu verfolgen. Außerdem besteht die Möglichkeit, durch Reperfusionen mit O_2-haltigen Lösungen die Reversibilität der Veränderungen zu prüfen.

Die elektronenmikroskopischen Untersuchungen wurden am Pathologischen Institut der Universität Köln durch Dr. F. PAULUSSEN und Prof. G. HÜBNER durchgeführt. Die dabei erzielten Ergebnisse wurden bereits anderen Orts publiziert (PAULUSSEN et al., 1968a, b, c; HÜBNER et al., 1968; HÜBNER, 1970). Die methodischen Einzelheiten finden sich bei PAULUSSEN et al., 1968a u. b.

Wird der Herzmuskel mit der beschriebenen Methode stillgestellt, findet man bei 5° C bis zu 240 min eine völlig normale Feinstruktur der Herzmuskelzelle (Abb. 22a u. b). Die Mitochondrien enthalten eine dichte Matrix mit zunächst zahlreichen strahlendichten Granula und regelrecht gestaltete Cristae. Zwischen den Myofibrillenbündeln – insbesondere um die Mitochondrien – findet man regellos angeordnet, zwischen den einzelnen Myofilamenten hintereinander aufgereiht zahlreiche Glykogenkörnchen. Das T-System und das endoplasmatische Retikulum erscheinen intakt.

Etwa 120 min nach dem Eintritt der Ischämie (5° C) beginnen die strahlendichten Mitochondriengranula zu verblassen. Nach etwa 4–4$^1/_2$ Std sind sie nicht mehr nachzuweisen. Während dieser Zeit treten andere morphologische Veränderungen der Feinstruktur noch nicht auf (Abb. 23). Biochemisch entspricht dieser Phase der Zerfall des PKr, das ATP ist praktisch noch unverändert (s. Abb. 7).

Im normothermen ischämischen Myokard ohne Senkung des Energiebedarfs durch Kardioplegie ist die Auflösung dieser Granula wesentlich früher, etwa nach 3–5 min, zu beobachten (LÖHR et al., 1960; BAHR u. JENNINGS, 1961; BURDETTE u. ASHFORD, 1963; LEV et al., 1965; WEISSLER et al., 1968; PAULUSSEN et al., 1968). Unter allen bisher geprüften Bedingungen reiner normothermer Ischämie ist nach dieser Zeit aber der PKr-Zerfall abgeschlossen (Abb. 4, 7). DENKER et al. (1969) fanden im Verlauf einer Ischämie eine Zunahme der Granula; die publizierten Abbildungen lassen jedoch an Artefaktbildungen denken.

Diese etwa 20–30 mμ großen strahlendichten Granula der Mitochondrien enthalten wahrscheinlich Phosphate zweiwertiger Ionen (PORTER u. BONNEVILLE, 1964; REYNOLDS, 1965a u. b; FAWCETT, 1966), die für die Aktivierung mitochondrialer Enzymsysteme und damit für die oxydative Phosphorylierung, die mit erheblichen Ca^{++}-, Mg^{++}- und Phosphatverschiebungen einhergeht (BALTSCHEFFSKY, 1957; BRIERLEY et al., 1962, 1964; GREEN, 1963; GREENAWALT et al., 1964; BIELAWSKI u. LEHNINGER, 1966; ADDANKI et al., 1968), von Bedeutung sind. Die Veränderungen dieser Granula während eines O_2-Mangels können demnach gewisse Hinweise auf den mitochondrialen Funktionszustand geben.

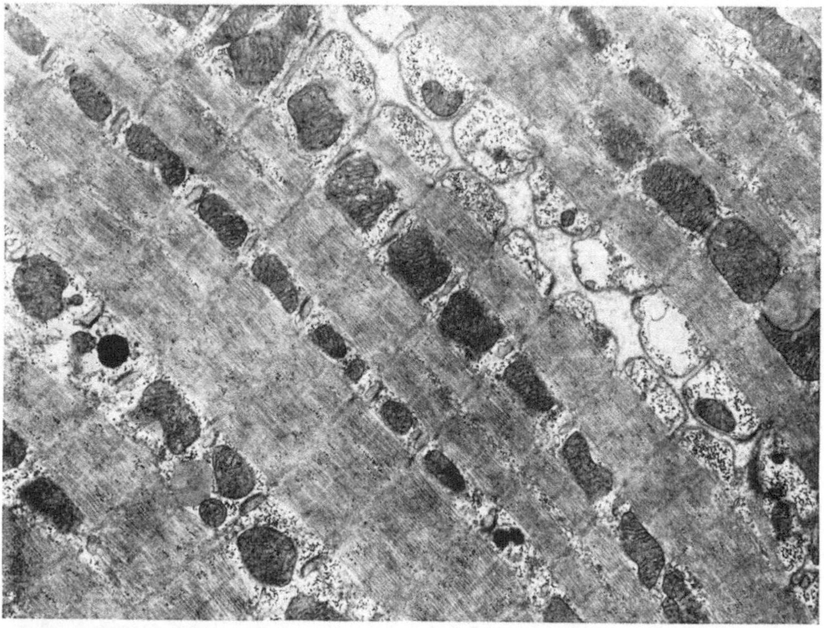

a

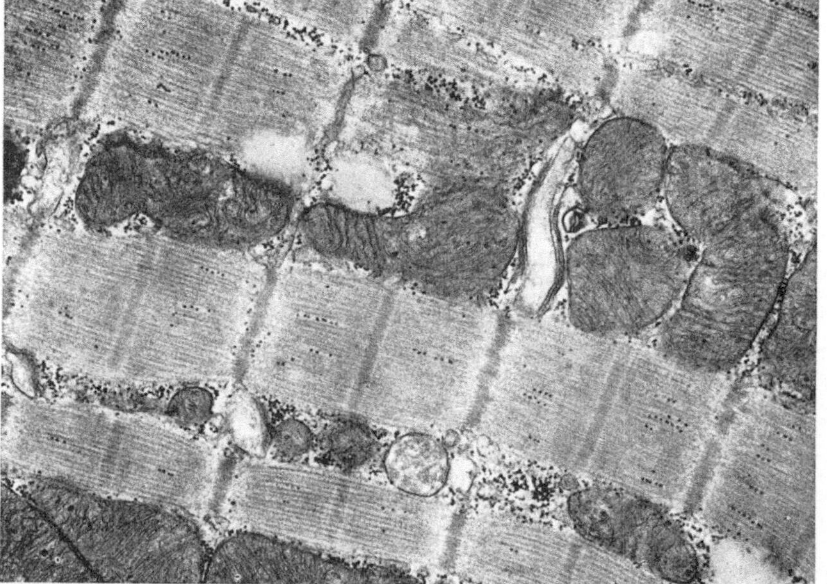

b

Abb. 22. Normales elektronenmikroskopisches Bild der Herzmuskelzelle. 1 Std nach Kardioplegie bei 5° C; a) Vergrößerung 24500mal; b) Vergrößerung 49000mal (verkleinert)

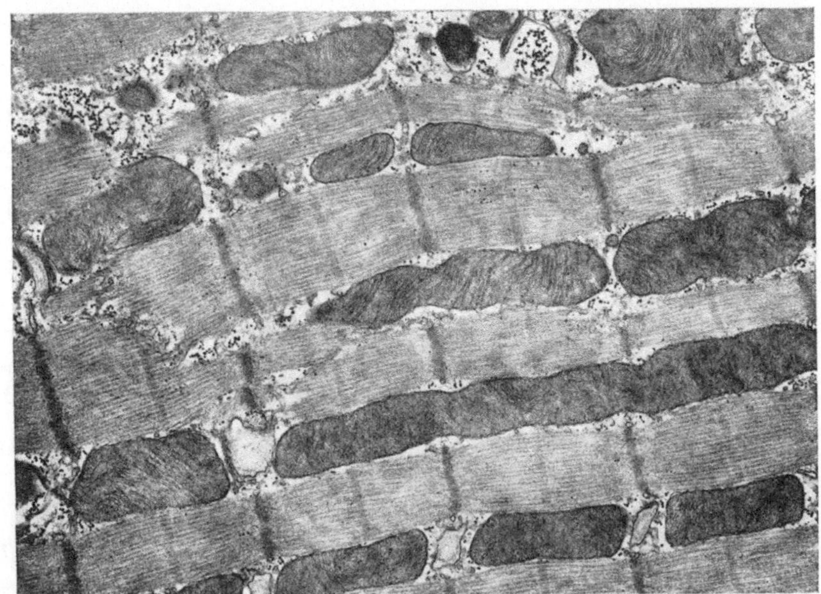

Abb. 23. Elektronenmikroskopisches Bild des Myokards nach Zerfall des PKr. Schwund der strahlendichten Mitochondriengranula bei sonst erhaltener Feinstruktur (1 Std Kardioplegie bei 25° C) Vergrößerung 35000 mal; verkleinert

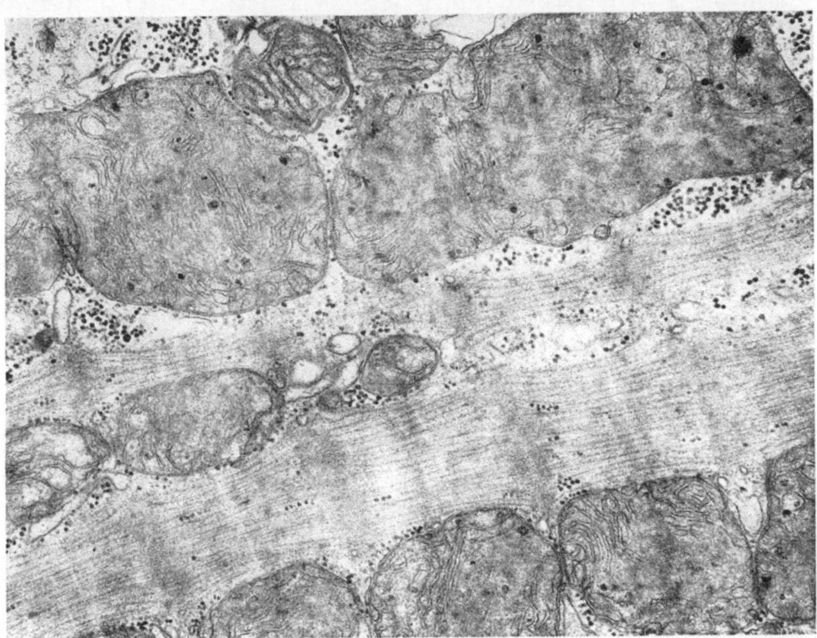

Abb. 24. Wiederherstellung der Feinstruktur 9 min nach Perfusion des Myokards mit Blut nach 45 min langer Kardioplegie bei 25° C (Vergrößerung 52500 mal, verkleinert)

Die mitochondrialen Depots an zweiwertigen Ionen werden bei Perfusion des Herzens mit einer Tyrode-Lösung oder Blut offenbar schnell parallel der PKr-Resynthese aufgefüllt; die strahlendichten Granula lassen sich dann wie im normalen Myokard wieder nachweisen (Abb. 24).

Im Verlauf der ATP-Zerfallsphase werden die Glykogengranula sukzessive vermindert; es sind aber auch noch bei ATP-Werten unter 2 μmol/g zahlreiche Granula vorhanden (Abb. 26). Das entspricht den metabolischen Befunden. Auch die elektronenmikroskopischen Ergebnisse legen also den Schluß nahe, daß bei normalen Ausgangsbedingungen der Glykogenbesatz der Zelle nicht zum limitierenden Faktor der anaeroben glykolytischen Energiebereitstellung wird (MEESSEN, 1964; THEMANN, 1963; LÖHR et al., 1960).

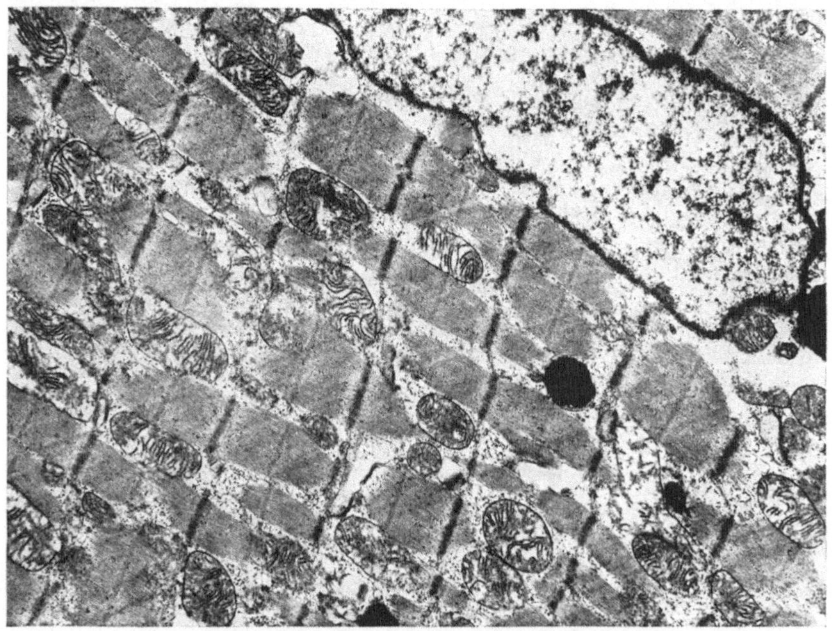

Abb. 25. Feinstrukturelles Bild der Myokardzelle nach 8stündiger Kardioplegie bei 5° C. (Vergrößerung 22800mal, verkleinert)

Während des ATP-Zerfalls wird die Matrix der Mitochondrien zunehmend aufgelockert (Abb. 25, 26). Es kommt zu einer Abrundung und Schwellung, eine Cristolyse ist angedeutet vorhanden (Abb. 25). Das Caryoplasma wirkt aufgehellt. Die während dieser Phase auftretenden feinstrukturellen Veränderungen können als morphologisches Substrat einer erschwerten Wiederbelebbarkeit und verminderten Leistungsfähigkeit des Organs angesehen werden.

Bei Abfall des ATP unter 2 μmol/g erscheint schließlich der Muskel destruiert (Abb. 26); die Mitochondrien sind weiter angeschwollen und z. T. geplatzt, die Cristae zerstört. Das Caryoplasma ist aufgelöst, das Chromatin grobschollig entlang der Kernaußenmembran verteilt.

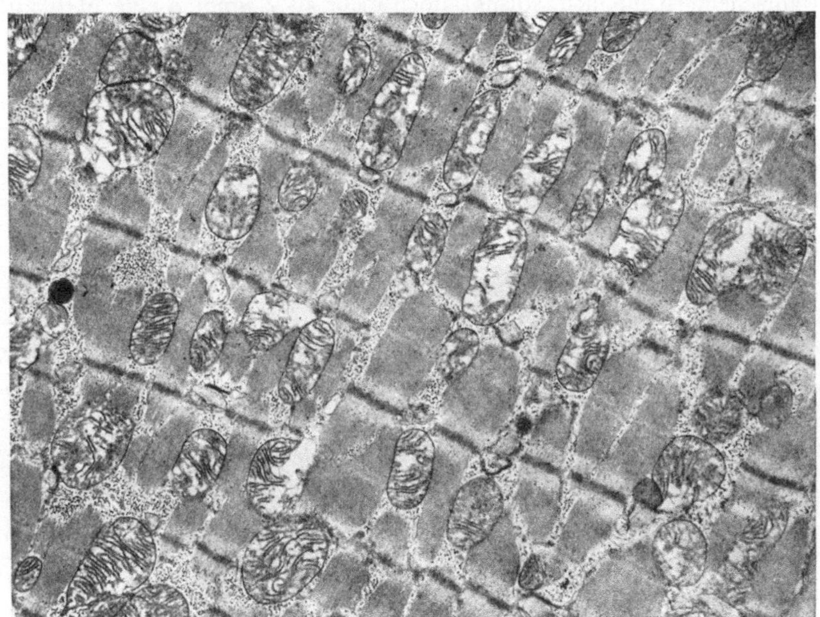

Abb. 26. Feinstruktur eines Herzens nach 10stündiger Kardioplegie bei 5° C (Vergrößerung 24500 mal, verkleinert)

Die Schwellung der Mitochondrien wird einheitlich von allen Autoren beschrieben. Sie beginnt in Normothermie schon nach etwa 5 min und dürfte bedingt sein durch eine zunächst reversible Wassereinlagerung (Bryant et al., 1958; Vogell, 1963). Möglicherweise ist dafür ein Mangel an energiereichen Phosphatverbindungen verantwortlich. Nach Vignais et al. (1964) und Zimmer et al. (1969) besteht zwischen der mitochondrialen ATPase-Aktivität, dem ATP-Gehalt und dem Anschwellen eine enge Korrelation (s. a. Green, 1963). Zu gleichen Schlüssen kommt Kübler (Kübler u. Shinebourne, 1971), der an unserem Untersuchungsmaterial erhobene morphometrische und biochemische Befunde miteinander verglichen hat. Danach bestehen enge Beziehungen zwischen dem ATP-Gehalt der Zelle und der Fläche der Mitochondrien sowie zwischen dem PKr-Gehalt und den strahlendichten Mitochondriengranula.

Die während der PKr-Zerfallsphase aufgetretenen geringen Strukturveränderungen (Mitochondriengranula) sind – wie oben schon ausgeführt –

voll reversibel. Auch die sich im Verlauf der ATP-Zerfallsphase zunächst entwickelnden Schäden können sich bei Aufhebung des Sauerstoffmangels zurückbilden. Das steht in Übereinstimmungen mit Befunden von Mölbert (1958) und Poche u. Ohm (1963). Eine völlige Restitution der Struktur ist wahrscheinlich möglich, solange noch mehr als 2 μmol ATP/g Myokard vorhanden ist (Paulussen et al., 1968a, b, c; Hübner et al., 1968; Hübner, 1970).

XII. Die funktionellen Störungen des Herzmuskels im Sauerstoffmangel und ihre biochemischen und strukturellen Korrelate

Da Stoffwechsel und Funktion einer Zelle eng miteinander verknüpft sind, lassen sich den funktionellen Störungen während eines Sauerstoffmangels bestimmte biochemische Korrelate zuordnen (BRETSCHNEIDER, 1964). Die Phase der ungestörten Funktion entspricht als Zeitraum noch aerober Energiebereitstellung dem Verbrauch der intramyokardialen Sauerstoffreserve, die contractile Funktion und die Leistungsfähigkeit des Myokards nehmen parallel dem Zerfall des PKr bzw. der damit im Gleichgewicht stehenden ATP-Fraktion ab. Während der Phase der aufgehobenen Funktion zerfällt das ATP, bis schließlich mit dem Auftreten irreversibler metabolischer und struktureller Schäden die Grenze der Wiederbelebbarkeit überschritten ist.

Das störungsfreie Intervall wurde bereits in Kap. II besprochen. Aus der bekannten Sauerstoffreserve des Myokards und der Latenz bis zum Beginn des PKr-Zerfalls kann der Sauerstoffverbrauch des Herzens abgeschätzt werden. Die so ermittelten Werte stimmen auf $\pm$ 10% mit den polarographisch direkt durch arterio-coronarvenöse Differenzmessung bestimmten Werten überein (BONHOEFFER et al., 1964; BONHOEFFER, 1967). Die Unterschiede sind auf die zu geringe Frequenz der Probenentnahme zu Beginn der Ischämie zurückzuführen, so daß der exakte Beginn des PKr-Zerfalls durch Extrapolation ermittelt werden muß.

Für die contractile Funktion des Myokards ist als „Energiedonator" ausschließlich ATP verantwortlich; das PKr wird nur indirekt beteiligt (s. Kap. VI) (CAIN et al., 1962; CAIN u. DAVIES, 1962; DAVIES, 1966; WILKIE, 1966). Nur etwa 5–10% des myokardialen ATP-Gehaltes (HELLBERG, 1970) können für die Contraction utilisiert werden. Da das PKr kurzfristige Änderungen dieser ATP-Fraktion über die Lohmann-Reaktion auszugleichen versucht – sozusagen als Energiereservoir für das ATP fungiert –, kann es bei starker Drosselung der ATP-Produktion über die oxydative Phosphorylierung während der Anaerobiose als Indicator für den Zerfall des für die Contraction verantwortlichen kleinen, nicht isoliert meßbaren ATP-Anteils angesehen werden.

Dieser Anteil zerfällt im Sauerstoffmangel als erster, da in diesem Kompartiment der Umsatz sehr groß ist, das bei der Contraction zerfallende ATP ständig resynthetisiert werden muß. Die starke Reduzierung des

Sauerstoffbedarfs bei Übergang zum Herzstillstand in Diastole ist durch Wegfall dieses energieverbrauchenden Prozesses bedingt. Am leerschlagenden Herzen werden etwa 80% der umgesetzten Energie für die Contraction verbraucht (s. Kap. III). Da für die rein elektrische Arbeit nur etwa 1% des Energiebedarfs aufgewendet werden müssen (KLOCKE et al., 1966), verbleiben etwa 20% für die osmotische – und die Stoffwechselarbeit. Zu ähnlichen Ergebnissen kommt CHALLONER (1968) aufgrund anderer Überlegungen und Versuche.

Die für die Contraction verantwortliche ATP-Fraktion kann während Ischämie nicht weiter aufgefüllt werden, wenn der „Energiespeicher“ PKr erschöpft ist. Zu diesem Zeitpunkt haben die im Verlauf des O_2-Mangels unregelmäßig und schwächer gewordenen Contractionen des Myokards völlig aufgehört, die Phase der abnehmenden Funktion ist beendet, die Grenze der Überlebenszeit erreicht. Das Ende der PKr-Zerfallsphase ist gleichzeitig das Ende der Überlebenszeit. Die engen Beziehungen zwischen der Contractionsfähigkeit des Herzens und dem PKr-Gehalt des Gewebes gehen besonders gut aus den Untersuchungen der Arbeitsgruppe um FLECKENSTEIN hervor (FLECKENSTEIN, 1963; DÖRING u. KAMMERMEIER, 1964). Zu ähnlichen Ergebnissen kamen KLARWEIN et al. (1962) und POOL (1967).

Am stillstehenden Herzen kann nun umgekehrt aus dem PKr-Gehalt des Gewebes auf seine Funktionsfähigkeit geschlossen werden. Da sich bei etwa 3 μmol PKr/g der Zerfall des Phosphats verlangsamt (Abb. 6), definieren wir die bis zum Erreichen dieses Metabolitstatus verstrichene und mit t-PKr bezeichnete Zeit vom Energiestoffwechsel her gesehen als „Überlebenszeit“ des Herzens.

Selbst unter der Annahme, daß ein Teil dieses noch im Myokard vorhandenen PKr für die ATP-Resynthese herangezogen werden kann (PKr fällt im Verlaufe einer Ischämie niemals auf 0 ab; möglicherweise eine vom PKr-ATP-Kompartiment unabhängige Fraktion), würde eine Verschiebung dieser Grenze quantitativ nicht ins Gewicht fallen. Unter normothermen Bedingungen ist bei Belastung des Herzens der PKr-Zerfall nach etwa 1 min beendet. Selbst bei Entlastung des Myokards vor und während der Ischämie können Contractionen nur maximal 5–10 min lang beobachtet werden (s. a. KLARWEIN et al., 1962).

Der Überlebenszeit schließt sich die Phase der zunächst noch reversibel aufgehobenen Funktion an, während der der Hauptanteil des ATP zerfällt. Diese Phase ist beendet, wenn sich das Organ nicht mehr wiederbeleben läßt, die Grenze der Wiederbelebungszeit erreicht ist, die Schäden des Metabolismus und der Struktur also irreversibel geworden sind. Von der Funktion her gesehen läßt sich experimentell der zudem noch fließende Übergang zur Irreversibilität nur retrospektiv aus dem Wiedergewinn oder endgültigen Verlust der Contractilität beurteilen. Dabei muß theoretisch dem Organ eine unendlich lange Erholungszeit zugebilligt werden, während der die Perfusion des Gewebes apparativ oder durch einen Wirtsorganismus parabiotisch zu gewährleisten ist, während der aber zusätzliche Schäden gesetzt werden.

Diese Schwierigkeiten gelten prinzipiell für alle Bestimmungen der Wiederbelebungszeit nach funktionellen Kriterien (s. Kap. II).

Die Bestimmung der Grenze der Wiederbelebungszeit nach metabolischen Kriterien entsprechend den Beziehungen PKr-Zerfall–Überlebenszeit würde diese Schwierigkeiten eliminieren. Voraussetzung ist, daß sich eine Grenzkonzentration an ATP angeben läßt, unterhalb derer eine Wiederbelebung des Organs unwahrscheinlich oder nicht mehr möglich ist. Unsere Befunde legen den Schluß nahe, daß diese Grenze bei etwa 2 μmol ATP/g Myokard erreicht ist, da zu diesem Zeitpunkt die Glykolyse zu stistieren beginnt. Die Milchsäure-Bildung kommt völlig zum Erliegen, wenn das ATP weiter zerfällt; unterhalb 1 μmol ATP/g ist keine weitere Lactatproduktion mehr festzustellen. Der Konzentrationsbereich zwischen 2 und etwa 1 μmol/g ATP ist deshalb als eine Zwischenphase anzusehen, die dem fließenden Übergang zur Irreversibilität entsprechen dürfte. Inwieweit in dieser Übergangsphase Aktivierungen proteolytischer Fermente eine Rolle spielen (DE HAAN u. FIELD, 1959), kann nicht beurteilt werden. Dieser Wert von 1–2 μmol ATP/g gilt für das Herz des Hundes. Die Grenze der Wiederbelebungszeit entspricht am Herz-Lungen-Präparat des Meerschweinchens einem myokardialen ATP-Gehalt von weniger als 1 μmol/g (KAMMERMEIER, 1964), beim Kaninchenherzen einem ATP-Gehalt von weniger als 2 μmol/g (ISSELHARD, 1968).

Diese maximal tolerierte Ischämiezeit ist nur von theoretischem Interesse und wird deshalb von uns als die „theoretische Grenze der Wiederbelebungszeit“ bezeichnet. Unter klinischen Bedingungen ist die Annäherung an diese Grenze mit dem Risiko zunehmender Myokardschädigung und den Nachteilen einer verlängerten apparativ zu überbrückenden Erholungszeit verbunden. Für klinische Belange muß deshalb eine „praktikable“ Zeit angegeben werden, eine praktische Grenze der vom Herzen tolerierten Ischämiezeit. Diese Zeit des Sauerstoffmangels sollte mit einer Erholungszeit korreliert sein, die unter klinischen Bedingungen noch akzeptabel ist, also etwa $^1/_2$ Std nicht überschreitet. Diese Grenze ist bei etwa 4 μmol ATP/g Myokard erreicht. Das entspricht Befunden von GERCKEN u. HÜRTER (1966) sowie von FLECKENSTEIN (1964), nach denen eine Contractionsinsuffizienz deutlich wird, wenn das ATP um 30% reduziert ist. Die Ischämiezeit bis zum Erreichen eines Metabolitstatus von 4 μmol ATP/g sollte bei klinischer Anwendung jeder Kardioplegieform nicht überschritten werden. Ausdehnung der Ischämie über diese Grenze hinaus führt zu einer schnellen Zunahme der Erholungszeit und zu Komplikationen, deren Dauer und Schwere vom Ausmaß der Überschreitung abhängen.

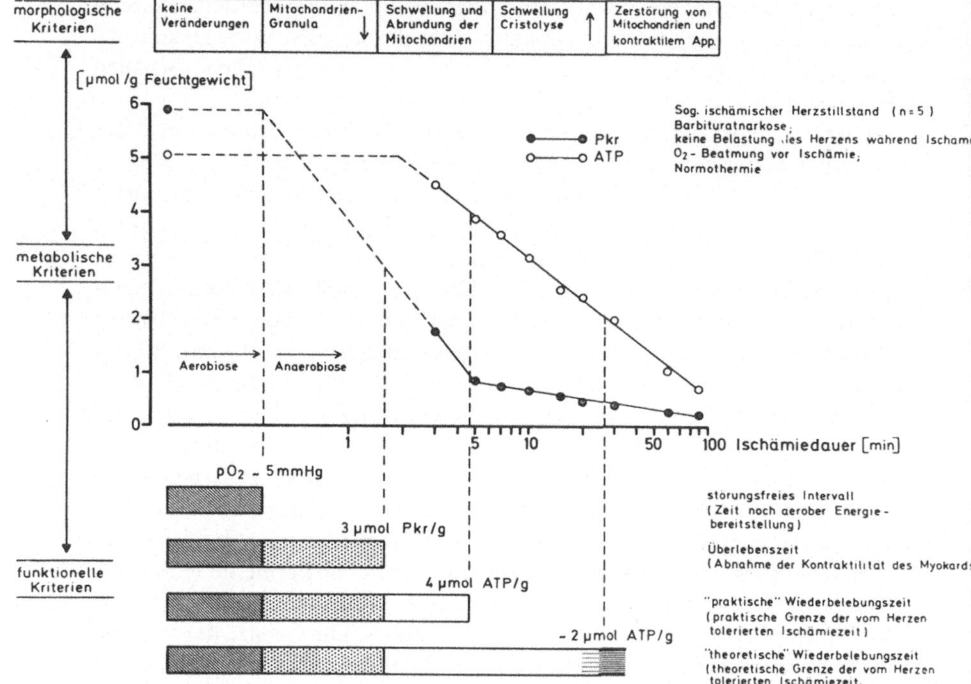

Abb. 27. Die nach funktionellen Kriterien aufgestellten Phasen der Wiederbelebungszeit des Herzens (unten) in Beziehung zum Status der energiereichen Phosphate PKr und ATP (Mitte) und zu strukturellen Veränderungen (oben) im Myokard des linken Ventrikels

Abbildung 27 faßt diese Konzeption zusammen. Die im Sauerstoffmangel eintretenden charakteristischen funktionellen Störungen sind den biochemischen Korrelaten gegenüber gestellt. Die für die praktische und theoretische Wiederbelebungszeit angegebenen Metabolitgehalte der energiereichen Phosphate sind – darauf sei hingewiesen – empirische Werte, die sich aus der Korrelation von Funktion, metabolischen Größen und elektronenmikroskopischen Befunden ergeben. Wir schließen uns der Ansicht FLECKENSTEINS an, daß die für die Wiederbelebung und die postischämische Erholung kritischen ATP-Werte im Myokard als praktische Richtgrößen, nicht jedoch als absolut gültige Grenzwerte aufzufassen sind (JUST et al., 1970). Als Maß für die Anoxietoleranz des Organs sind sie jedoch als verbindlich anzusehen.

Durch die Analyse einzelner oder einer Reihe von Stoffwechselgrößen oder Strukturen ist es bis heute nicht mit letzter Sicherheit möglich, die Integrität von Stoffwechsel, Struktur und Funktion eines Gewebes zu beurteilen. Der Gehalt des Gewebes an energiereichem Phosphat scheint zwar eine notwendige, nicht aber die einzige Bedingung für eine ungestörte Organfunktion zu sein. Über die zusätzlichen Voraussetzungen kann zum jetzigen Zeitpunkt nur spekuliert werden. Zu diskutieren wären Eiweiß- bzw. Enzymstrukturen, ionale Verhältnisse in bestimmten Zellkompartimenten, elektronenmikroskopisch nicht erfaßbare Desorganisationen von Zellstrukturen o. ä.

Die vorgeschlagene Einteilung der Wiederbelebungszeit läßt sich durch eine Reihe von Befunden stützen:

1. Die praktische Grenze der Wiederbelebungszeit fällt mit dem Übergang der geschwindigkeitsbestimmenden Reaktion der Glykolyse von der Phosphofructokinase-Reaktion auf die Phosphoglucomutase-Reaktion zeitlich zusammen. Die theoretische Grenze der Wiederbelebungszeit stimmt zeitlich mit dem Sistieren der Milchsäure-Bildung überein, das auf einen Mangel an energiereichem Phosphat für die Phosphorylierung von F-6-P zurückzuführen ist (Abb. 19).

2. Wie die Reperfusionsversuche zeigen (Abb. 21), kommt es nach einer Ischämiezeit, die einem Metabolitstatus von etwa 4 μmol ATP/g entspricht, durch Zuführen von Sauerstoff und Ausspülung saurer Stoffwechselendprodukte zu einer sehr schnellen Resynthese von PKr, auch das ATP wird zum Teil während der Perfusionsphase wieder aufgebaut. Ist das ATP jedoch auf Werte unter 2 μmol/g abgesunken, ist der Wiederaufbau der energiereichen Phosphate stark verlangsamt und eingeschränkt.

3. Nach den Untersuchungen von Gehl (1965) kann bei einer mittleren Myokardtemperatur von 14,3° C nach einer 90minütigen Ischämie in Barbiturat-Lachgas-Narkose nicht mehr mit einer suffizienten Herzaktion nach Übernahme der Kreislaufarbeit gerechnet werden. Die vergleichend dazu unter identischen Versuchsbedingungen in einer parallelen Untersuchungsreihe bestimmten energiereichen Phosphate im Myokard des linken Ventrikels ergeben im Mittel einen ATP-Wert von 3,5 μmol/g. Dieser Vergleich ist in Abbildung 28 dargestellt (Kübler, 1967). Gleichzeitig ist die exponentiell mit der Ischämiedauer zunehmende Erholungszeit eingezeichnet. Extrapolation dieser Kurve auf die Zeit ∞ führt zu einem myokardialen ATP-Gehalt von etwa 2–2,5 μmol/g.

Auch die gemeinsam mit Reidemeister et al. (1965) durchgeführten Wiederbelebungsversuche nach Kardioplegie durch Na^+- und Ca^{++}-Entzug und Procainapplikation sprechen für die theoretische und praktische Zweckmäßigkeit der vorgeschlagenen Einteilung.

4. Feinstrukturelle Veränderungen entwickeln sich erst während der ATP-Zerfallsphase. Sie werden gravierend, wenn der ATP-Gehalt des Gewebes auf unter 4 μmol/g reduziert ist. Es kommt zu Zerstörungen der Struktur, wenn das ATP auf weniger als 2 μmol/g abgefallen ist.

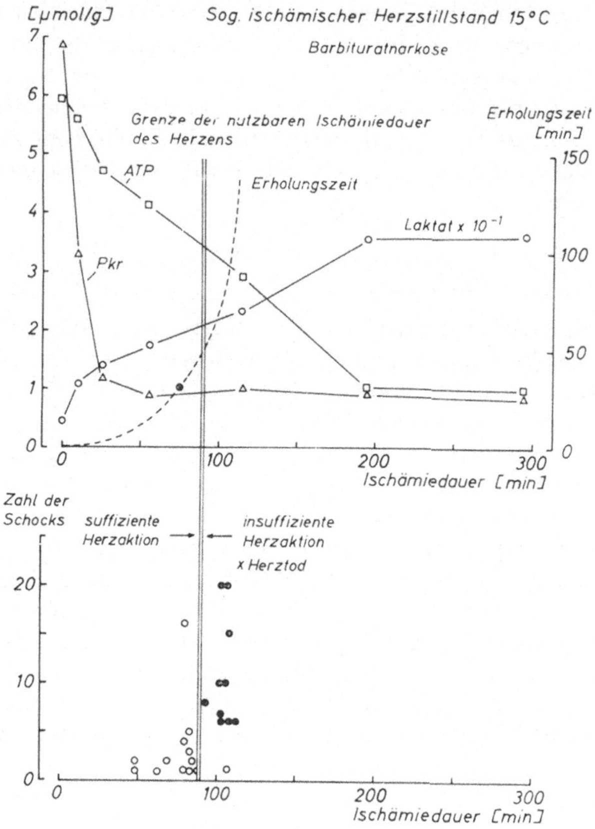

Abb. 28. Beziehungen zwischen dem Gehalt der energiereichen Phosphate PKr und ATP sowie der MS im Myokard des linken Ventrikels während Ischämie bei 15° C, der postischämischen Leistungsfähigkeit des Organs und der Erholungszeit; oben: rein ischämischer Herzstillstand bei 15° C (n = 5) in Barbituratnarkose, unten: die nach unterschiedlicher Dauer der Ischämie zur Erreichung einer koordinierten Herzaktion notwendige Anzahl von Elektroschocks. Eine suffiziente Aktion ist durch Kreise, eine insuffiziente Aktion durch Punkte dargestellt. Versuche bei 14–15° C in Barbiturat-Lachgas-Narkose (GEHL, 1965)

Bei künstlichem Herzstillstand können Kriterien der Funktion und Leistungsfähigkeit des Organs nicht zur Abgrenzung der einzelnen Phasen der Wiederbelebungszeit herangezogen werden. „Durch Bestimmung der biochemischen Äquivalente ist es jedoch auch am stillgestellten Herzen möglich, den Ablauf von Überlebenszeit und Wiederbelebungszeit zu verfolgen und damit Voraussagen über die Funktion des Organs nach Beendigung der Kardioplegie zu machen“ (BRETSCHNEIDER, 1964).

Außer empirischen Angaben über die Zeit, die das Herz einen Sauerstoffmangel toleriert, gibt es für den Herzchirurgen bislang kein Kriterium, die Dauer einer noch tolerierten Ischämie im aktuellen Falle abzuschätzen. Versuche, mit Hilfe der Oberflächenfluoreszenz Einblicke in den Redox-Status der Pyridinnucleotide zu bekommen (CHANCE et al., 1965) und von hier aus Rückschlüsse auf den Gehalt des Gewebes an energiereichen Phosphatverbindungen und damit auf die postischämische Leistungsfähigkeit

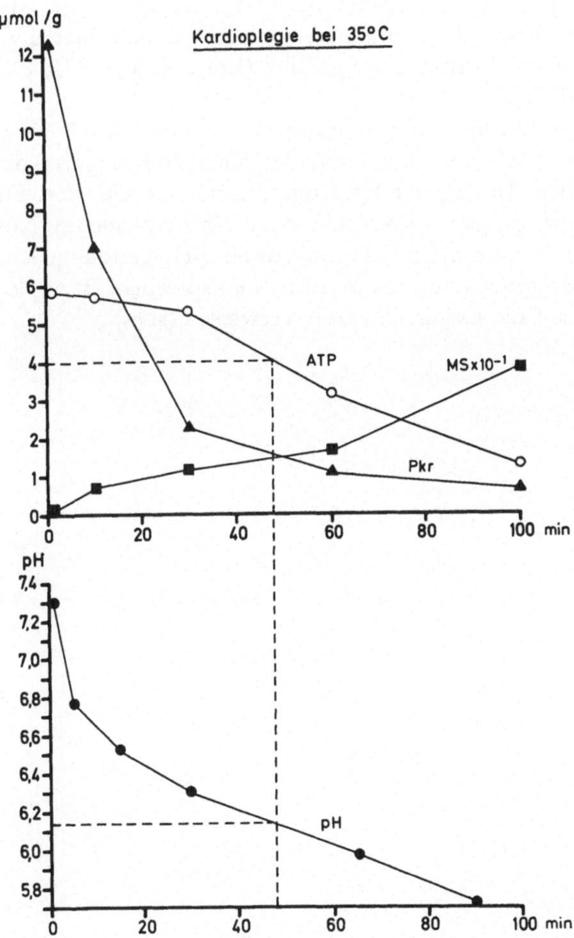

Abb. 29. Verhalten des intramyokardialen pH-Werts während Ischämie (normotherme Kardioplegie) in Beziehung zum Gehalt des Gewebes an PKr, ATP und Lactat. Bei einem ATP-Gehalt von 4 μmol/g wird ein pH-Wert von 6,14 erreicht. Die pH-Messung erfolgte mit einer Einstab-Meßkette (406/30/2) der Fa. Dr. W. Ingold KG, Frankfurt/Main

zu ziehen, sind meines Wissens nicht durchgeführt worden, scheinen aber einen Lösungsweg zu bieten. Allerdings dürften das von CHANCE entwickelte Fluorometer oder das Rapid-Spektrometer nach LÜBBERS und NIESEL für die klinische Praxis zu unhandlich sein.

Eine andere Möglichkeit ergibt sich aus der engen Beziehung zwischen dem Zerfall der energiereichen Phosphate und der Lactatbildung im Myokard. Da die Milchsäure als kleinmolekularer nichtphosphorylierter Metabolit gut permeabel ist, könnte der mit einer Mikro-Elektrode leicht meßbare Gewebs-pH-Wert gewisse Hinweise auf den Gehalt des Myokards an energiereichen Phosphatverbindungen geben. Versuche hierzu wurden von LOHR an unserem Institut durchgeführt (LOHR et al., 1970, 1971; KNOLL et al., 1971, 1972).

Abbildung 29 zeigt einen repräsentativen Versuch mit normothermer Kardioplegie. Nach dem Einsetzen des Sauerstoffmangels kommt es zu einem schnellen Anstieg der H^+-Konzentration im Gewebe. Für die einzelnen Versuchsgruppen (Ischämie oder Kardioplegie in Normo- und Hypothermie) lassen sich kritische interstitielle pH-Werte angeben, die einem definierten Metabolitstatus des Myokards entsprechen. Bezüglich der Einzelheiten sei auf die Originalliteratur verwiesen (s. o.).

XIII. Klinische Schlußfolgerungen

Eine wichtige Voraussetzung für die Wiederbelebbarkeit des Myokards ist der Gehalt des Gewebes an energiereichen Phosphatverbindungen. Die Ischämiezeit bis zum Erreichen eines bestimmten Metabolitstatus dieser Verbindungen wird bestimmt von den jeweiligen Ausgangsgehalten und von den Abbaugeschwindigkeiten von PKr und ATP. Beide Parameter sind vom myokardialen Energiebedarf abhängig.

Die Beziehung zwischen der Ausgangskonzentration der energiereichen Phosphate und dem myokardialen O_2-Verbrauch ist in Abbildung 3 dargestellt (Kap. VI). Die Abhängigkeit der Abbaugeschwindigkeit vom Energiebedarf des Gewebes vor Beginn des Sauerstoffmangels ergibt sich aus Abbildung 30. Die Auswertungen wurden von Hellberg (1970) durch-

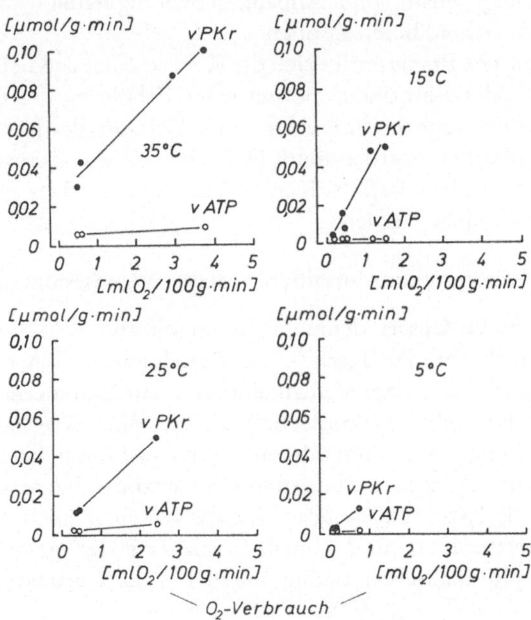

Abb. 30. Abhängigkeit der Zerfallsgeschwindigkeit der energiereichen Phosphate PKr (vPKr) und ATP (vATP) während Ischämie im Myokard des linken Ventrikels vom präischämischen Energiebedarf des Organs für Versuche bei 35, 25, 15 und 5° C. Der Energiebedarf wurde durch verschiedene Formen des Herzstillstandes variiert. Die Punkte stellen jeweils Mittelwerte aus 3–6 Einzelbestimmungen dar, insgesamt wurden 54 Versuche ausgewertet

geführt. Während sich die Geschwindigkeit des ATP-Abbaus mit sinkendem Energieumsatz nur gering reduziert, ist die Abhängigkeit beim PKr-Zerfall ausgeprägt vorhanden. Das stimmt überein mit Befunden von KÜBLER et al. (1965) und POOL (1967). Dieses Verhalten gilt für alle untersuchten Temperaturbereiche.

Eine Erhöhung der Ausgangswerte verschiebt die Metabolitverlaufskurven parallel, wenn man annimmt, daß die Geschwindigkeit des Abbaus konstant bleibt. Erhöhte Ausgangswerte der energiereichen Phosphate bedingen dann eine Verlängerung der Überlebens- und Wiederbelebungszeit des Gewebes. Demgegenüber wirkt sich eine Veränderung der Abbaugeschwindigkeit relativ mehr auf die Überlebens- als auf die Wiederbelebungszeit aus. Da jedoch die ATP-Zerfallsgeschwindigkeit erheblich kleiner als die Geschwindigkeit des PKr-Abbaus ist, wird absolut schon durch geringe Verlangsamung des ATP-Zerfalls oder geringe Erhöhung des ATP-Ausgangswertes die Zeit bis zum Erreichen eines bestimmten ATP-Gehaltes stärker verlängert als die entsprechende Zeit für das PKr (s. Abb. 11). Bei Veränderungen des myokardialen Energiebedarfs werden beide Parameter – Ausgangsgehalte und Abbaugeschwindigkeiten – beeinflußt, so daß die Effekte sich addieren können.

Für die klinische Praxis ergibt sich die Konsequenz, daß bei allen Krankheitszuständen oder Eingriffen, die mit einer Erhöhung des myokardialen Energiebedarfs einhergehen, mit einer Einschränkung der Ischämietoleranz des Gewebes gerechnet werden muß. Dabei ist von den Determinanten des myokardialen Energiebedarfs (s. Kap. III) auszugehen. Das soll an einigen Beispielen verdeutlicht werden:

1. Erhöhung der intramyokardialen Wandspannung

Das Laplacesche Gesetz definiert für kugelförmige Körper – und in Annäherung auch für das Herz – die Beziehung zwischen der Wandspannung einerseits und dem Ventrikeldruck, dem Kammerradius und der Wandstärke (umgekehrt proportional) andererseits. Kreislaufstörungen, die zu Veränderungen der aufgezählten Parameter führen, beeinflussen den O_2-Verbrauch des Herzens und dürften die Ischämietoleranz des Gewebes modifizieren. Als Extremfall könnte hier das bei einer hochgradigen Aortenstenose hypertrophierte und schließlich dilatierte Herz gelten. Dabei sind zusätzlich die physikalischen Bedingungen für die Coronardurchblutung ungünstig.

2. Zunahme der Geschwindigkeit der Myokardcontraction

Positiv inotrop wirkende Pharmaka erhöhen den myokardialen Sauerstoffverbrauch, negativ inotrop wirkende Pharmaka reduzieren ihn. Als Beispiel für die Wirkung negativ inotroper Pharmaka können die Befunde bei Halothannarkose angeführt werden (s. Kap. VII). Ähnliche Befunde mit β-Rezeptoren-Blockern erhoben ISSELHARD (1968) und KUKOVETZ (KUKOVETZ u. FISCHER, 1965; KUKOVETZ, 1968). Auch an das positiv inotrop wirkende Ca^{++} ist in diesem Zusammenhang zu denken.

Dabei kann das Ca^{++} unabhängig von seiner positiv inotropen Wirkung – also auch während eines Herzstillstands – einen stoffwechselsteigernden Effekt ausüben (KÜBLER et al., 1965).

Inwieweit Störungen des Säurebasenhaushalts, die die Ionisation von Ca beeinflussen und mit erheblichen Veränderungen der Muskelcontraction einhergehen können (OPIE, 1965; KOHLHARDT et al., 1967; VAUGHAN-WILLIAMS u. WHYTE, 1967), die Ischämietoleranz beeinflussen (pH-Abhängigkeit der Kreatinkinase – NIHEI et al., 1961), bleibt abzuwarten.

KAMMERMEIER et al. (1968) fanden keine Veränderungen der Ausgangswerte von PKr, ATP und ADP. Demgegenüber ergaben Untersuchungen von SOUHRADA et al. (1968) am Herz-Lungen-Präparat der Ratte, daß während respiratorischer Alkalose die Ischämietoleranz des Myokards verbessert ist.

Praktisch wichtige, positiv inotrop wirkende Pharmaka sind die Digitalisglykoside. Sie erhöhen nach neueren Befunden auch am nicht insuffizienten Organ den myokardialen Energiebedarf (CREVASSE u. WHEAT, 1962; COVELL et al., 1966; COLEMAN, 1967; MASON u. BRAUNWALD, 1968). Sie dürften auch während eines Herzstillstandes nicht indifferent sein (unveröffentlichte Befunde). Die Beeinflussung der Zerfallsgeschwindigkeiten von PKr und ATP kann als Aktivierung Ca^{++}-abhängiger ATPasen erklärt werden (LÜLLMANN u. HOLLAND, 1962; KLAUS u. KUSCHINSKY, 1962; Übersicht s. REPKE, 1964). Eine prophylaktische Digitalisierung nicht insuffizienter Herzen vor kardiochirurgischen Eingriffen erscheint nach diesen Überlegungen problematisch. Auch eine Digitalisapplikation in der Erholungszeit sollte erst nach strenger Indikationsstellung durchgeführt werden.

3. Steigerung der Herzfrequenz

Der Sauerstoffbedarf des Myokards steigt annähernd proportional zur Quadratwurzel der Herzfrequenz (VAN CITTERS et al., 1957; HOFFMEISTER et al., 1959). Eine Vervierfachung der Herzfrequenz bedingt also etwa eine Verdoppelung des O_2-Bedarfs. Bei Auftreten eines Herzstillstandes während einer tachykarden Phase muß demnach mit einer eingeschränkten Wiederbelebbarkeit des Organs gerechnet werden.

4. Erhöhung der Druck-Volumen-Arbeit des linken Ventrikels

Physikalisch kann die äußere Herzarbeit als Summe aus Beschleunigungs- und Druck-Volumen-Arbeit ausgedrückt werden, wobei die Beschleunigungsarbeit unter Normalbedingungen nur gering ist. Veränderungen der beiden Parameter Druck und Volumen beeinflussen den Sauerstoffverbrauch und die energiereichen Phosphate des Myokards unterschiedlich (Übersicht s. BRETSCHNEIDER, 1967). Nach HOCHREIN u. DÖRING (1960) ist bei Druckbelastung das PKr stärker vermindert als bei Volumenbelastung. Bei allen Hypertonieformen sowie bei „high output"-Syndromen muß demnach mit einer Beeinflussung der Ischämietoleranz des Organs gerechnet werden. Ein Beleg für die Bedeutung der Druck-Volumen-Arbeit sind die Ischämieversuche mit präischämischer Entlastung.

5. Erhöhung der Temperatur

Die Abhängigkeit der Überlebens- (t-PKr) und Wiederbelebungszeit (t-ATP) von der Temperatur ergibt sich aus Abbildung 7. Fieberzustände dürften die Anoxietoleranz vermindern, während eine Auskühlung die Chancen für die Wiederbelebung verbessert.

6. Erhöhung des Basalstoffwechsels

Unter normalen hämodynamischen Bedingungen spielt die Größe des Basalstoffwechsels eine untergeordnete Rolle, da der Ruheumsatz nur einen kleinen Anteil des Gesamtenergiebedarfs (5–10%) ausmacht. Unter pathologischen Verhältnissen kann dieser Anteil jedoch von entscheidender Bedeutung sein. Zu denken ist an das Herz bei einer Hyperthyreose (LEIGHT et al., 1956; HESS, 1967; ALTSCHULD et al., 1969). Neben toxischen Substanzen, die z. B. als Enzyminhibitoren wirken, können auch Pharmaka einen negativen Einfluß auf die Ischämietoleranz des Herzens ausüben. Ein Beispiel ist in Abbildung 31 dargestellt. Es handelt sich um einen Coronardilatator, der am Ganztier in hoher Dosierung eine Hyperthermie und eine erhebliche Erhöhung des O_2-Verbrauches hervorruft. Selbst bei Kardioplegie durch Na^+- und Ca^{++}-Entzug in Kombination mit Procain, die normalerweise den Einfluß der Vorgeschichte weitgehend ausschaltet, kommt es zu einer erheblichen Beschleunigung des PKr- und ATP-Abbaus.

Für die Durchführung eines induzierten Herzstillstandes im Rahmen kardiochirurgischer Eingriffe ergeben sich aus den vorgelegten Befunden folgende Empfehlungen:

1. Wahl einer günstigen Narkoseart (Halothannarkose, Neuroleptanalgesie)
2. Prämedikation von Persantin und Vermeidung stoffwechselsteigernd wirkender Pharmaka
3. präischämische Entlastung des Myokards
4. Kardioplegie durch Na^+- und Ca^{++}-Entzug und Procaingabe in Kombination mit Hypothermie
5. falls notwendig, kurzfristige Perfusionen mit O_2-gesättigter, kalter kardioplegischer Lösung.

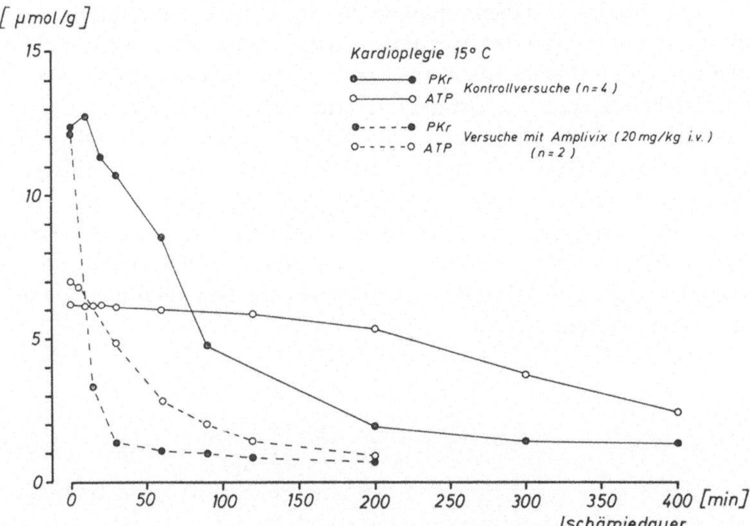

Abb. 31. Beeinflussung des Zerfalls der energiereichen Phosphate PKr und ATP im Myokard durch den Coronardilatator Amplivix (Äthyldijodhydroxybenzoylbenzofuran). Versuche in Kardioplegie bei 15° C

Im folgenden soll kurz zu der in der Einleitung erwähnten Diskrepanz zwischen experimentellem Befund und klinischen Beobachtungen Stellung genommen werden:

Die vorliegenden Ergebnisse erklären die erhebliche Variabilität der Wiederbelebungszeit, die unter experimentellen wie unter klinischen Bedingungen beobachtet wird. Während in der physiologischen Literatur die Wiederbelebungszeit des normothermen Herzens etwa mit 5–25 min angegeben wird (s. Kap. II), berichten Herzchirurgen von dauerhaften Wiederbelebungen nach normothermen Ischämiezeiten von 40–60 oder mehr Minuten. Dabei handelt es sich jedoch stets um Operationen in extrakorporaler Zirkulation, bei denen das durchblutete Herz vor der Ischämie kurzfristig im partiellen und schließlich totalen Bypass nur eine stark reduzierte Druck-Volumen-Arbeit zu leisten hat. Die Bedingungen sind unserer Versuchsgruppe mit partieller Entlastung des Herzens vergleichbar.

Der Unterschied zwischen den von uns angegebenen Werten für die praktische Grenze der vom Herzen tolerierten Ischämiezeit und den klinischen Erfahrungen in der Herzchirurgie wird durch folgende Überlegungen hinreichend erklärt:

1. Auch unterhalb eines ATP-Wertes von 4 µmol/g ist eine Wiederbelebung des Organs möglich, wobei allerdings eine längere Erholungszeit und ein vergrößertes Risiko der Schädigung in Kauf genommen werden müssen.

2. Die Stoffwechselbedingungen in der Klinik sind durch die Auskühlung des stillstehenden Herzens – auch bei sog. normothermer EKZ – und durch den wahrscheinlich etwas geringeren Energiebedarf des größeren menschlichen Herzens günstiger als unter experimentellen Verhältnissen (s. Befunde von Rowe et al., 1959). Außerdem soll durch Adaptation an einen chronischen Sauerstoffmangel bei bestimmten kardiovaskulären Fehlbildungen die Ischämietoleranz des Myokards gegenüber Normalbedingungen verbessert sein (s. Tsifutis et al., 1970). Unter Berücksichtigung dieser Gesichtspunkte und der vorgelegten Befunde kann von einer Diskrepanz zwischen klinischen und experimentellen Befunden nicht mehr gesprochen werden.

XIV. Anhang: Biochemische Befunde zum Stillstand mit Cardioplegin (Mg-Aspartat, Procain, Sorbit)

Nach experimentellen Arbeiten am ischämischen Kaninchenherzen von KIRSCH (1970, 1971) wurde von der Dr. F. Köhler Chemie, Alsbach (Bergstr.) unter dem Namen Cardioplegin eine kardioplegische Lösung auf den Markt gebracht, die aus Mg-Aspartat (143 mval/l), Procain und Sorbit (11 bzw. 247 mM/l) besteht. Die Lösung wird als Injektionskardioplegicum in den Anfangsteil der abgeklemmten Aorta gespritzt und gelangt über die Coronarien an das Myokard. Über erste klinische Ergebnisse mit diesem Verfahren wurde von KALMAR et al. (1971) und NASSERI (1971) auf einem Kolloquium über K-Mg-Aspartat in Hamburg berichtet.

Untersuchungen von MENDLER et al. (1971) und eigene Experimente (KNOLL et al., 1971) zeigen die Wirksamkeit des Verfahrens. Gegenüber

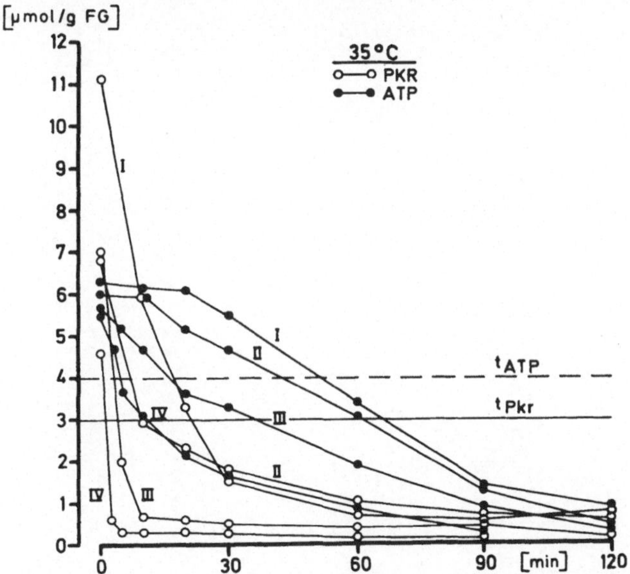

Abb. 32. Verhalten der myokardialen Gewebsgehalte an PKr und ATP während Ischämie in Normothermie bei den Versuchsgruppen, I Kardioplegie nach BRETSCHNEIDER (n = 18); II Kardioplegie durch Cardioplegin (n = 3); III normotherme Ischämie, Halothan-Narkose (n = 5); IV normotherme Ischämie, Ketamine-Narkose (n = 6)

einfachen Ischämiebedingungen wird der Abfall der energiereichen Phosphate deutlich verlangsamt. In Abbildung 32 sind die Ergebnisse der Cardioplegin-Versuche (n = 3) anderen Versuchsgruppen gegenübergestellt. Verglichen mit der Kardioplegie nach BRETSCHNEIDER ergeben sich um 20% kürzere Zeiten, bis ein Metabolitstatus von 4 μmol ATP/g Myokard erreicht ist. Dieser Unterschied dürfte z. T. – ebenso wie die relativ früh auftretenden morphologischen Veränderungen – auf die Nachteile des Injektionsverfahrens zurückzuführen sein (s. Kap. B 3c).

Der Wirkungsmechanismus wurde von KNOLL et al. (1971) ausführlich diskutiert. Die von KIRSCH (1970) angenommene ATPasen-Hemmung dürfte nicht die überwiegende Rolle spielen. Da erhebliche Mengen einer Na^+- und Ca^{++}-freien, procainhaltigen Lösung in das Coronarsystem gelangen, muß auch für diese Kardioplegieform der von BRETSCHNEIDER (1964) beschriebene Kombinationseffekt als Wirkprinzip angenommen werden. Hierauf wurde bereits von BRÜCKNER (1971) hingewiesen.

XV. Zusammenfassung

1. Funktion, Stoffwechsel und Struktur des Myokards sind wechselseitig eng miteinander verknüpft. Da der Energiebedarf des Myokards während Ischämie nur zu 65–70% durch die Glykolyse gedeckt werden kann, kommt es zur Ausbildung eines Energiedefizits mit Beeinträchtigung aller energieverbrauchenden Prozesse. Es entwickeln sich Störungen der contractilen Funktion, Elektrolytverschiebungen, Veränderungen der elektrischen Fundamentalprozesse, Umstellungen im Intermediärstoffwechsel und strukturelle Schäden, die nach einer bestimmten Schädigungsdauer schließlich irreversibel werden. Das Organ ist dann nicht mehr wiederbelebbar.

2. Den nach funktionellen Kriterien aufgestellten Phasen der Wiederbelebungszeit lassen sich bestimmte metabolische und strukturelle Veränderungen zuordnen. Das störungsfreie Intervall entspricht dem Verbrauch der intramyokardialen Sauerstoffreserve. Mit dem Unterschreiten kritischer O_2-Druckwerte im Myokard beginnt die Phase der abnehmenden Funktion, die mit dem Zerfall des PKr und einer kleinen, damit im Gleichgewicht stehenden ATP-Fraktion korreliert ist. Gleichzeitig kommt es durch den Pasteur-Effekt zu einer Aktivierung der anaeroben Glykolyse. Strukturelle Veränderungen treten bis auf ein Verblassen der strahlendichten Mitochondriengranula nicht auf. Die Überlebenszeit, die Summe von störungsfreiem Intervall und der Phase der abnehmenden Funktion, ist beendet, wenn das PKr auf Werte unter 3 μmol/g abgefallen ist. Während der sich anschließenden Phase der zunächst noch reversibel aufgehobenen Funktion zerfällt das ATP. Die Phase ist beendet, wenn sich das Organ nicht mehr wiederbeleben läßt. Diese theoretische Grenze der Wiederbelebungszeit, die definitionsgemäß mit einer unendlich langen Erholungszeit einhergeht, ist etwa bei einem myokardialen ATP-Gehalt von 1–2 μmol/g erreicht. Während des ATP-Zerfalls entwickeln sich feinstrukturelle Schäden, die besonders die Mitochondrien betreffen. Unterhalb 1–2 μmol ATP/g ist das Myokard schwer destruiert. Aus praktischen Erwägungen sollte eine Ischämiedauer, die einem Zerfall des ATP auf $^2/_3$ des Ausgangswertes ($\sim$ 4 μmol/g) entspricht, nicht überschritten werden. Diese „praktische Grenze der vom Herzen tolerierten Ischämiezeit" ist etwa mit einer postischämischen Erholungszeit von einer halben Stunde korreliert. Die Überschreitung dieser Grenze führt zu Komplikationen, deren Dauer und Schwere vom Ausmaß der Überschreitung abhängen.

3. Die Dauer der Überlebens- und Wiederbelebungszeit des Myokards wird vom Ausgangswert der energiereichen Phosphate vor der Ischämie und der Abbaugeschwindigkeit dieser Verbindungen während der anoxischen Belastung bestimmt. Beide Parameter sind vom myokardialen Energiebedarf vor und während der Ischämie abhängig. Die Determinanten des myokardialen Sauerstoffbedarfs beeinflussen mithin Überlebens- und Wiederbelebungszeit des Organs. Die Variabilität dieser Determinanten erklärt die Variabilität der Wiederbelebungszeit.

Der myokardiale Energiebedarf bestimmt weiterhin die Resyntheserate der energiereichen Phosphate während der postischämischen Erholung.

4. Die gewählte Anaesthesiemethode modifiziert neben der Belastung des Herzens die Dauer der Phasen der Wiederbelebungszeit. Es muß postuliert werden, daß in Ergänzung zu den differenten mechanischen Beeinflussungen des Myokards die einzelnen Narkosemittel unterschiedlich auf den Intermediärstoffwechsel einwirken. Ein beschleunigter Abbau der energiereichen Phosphate könnte z. B. durch eine intracelluläre Ca^{++}-Mobilisierung mit nachfolgender Aktivierung von ATPasen bedingt sein.

Die Ischämietoleranz des Myokards nimmt in folgender Reihenfolge ab: Halothan, Neuroleptanalgesie, Chloralose-Urethan, Äther, Chloroform, Penthrane, Pentobarbital, Ketamine.

XVI. Summary

1. Function, metabolism and structure of the myocardium are closely related to each other. During ischemia only 65–70% of the myocardial energy requirement is covered by glycolysis. Therefore, an energy deficiency develops accompanied by an impairment of all energy consuming processes: deterioration of the contractile function, disarrangement of electrolytes, alteration of intermediary metabolism and of the fundamental electric processes as well as structural damages. After a distinct period of injury these changes will be final and irreversible. Reanimation of the heart will be impossible.

2. Certain metabolic and structural alterations can be coordinated to single periods of the reanimation time as determined by functional criterions. The period of latency corresponds to the consumption of the intramyocardial oyxgen reserves. The period of decreasing function begins, when the pO_2 of the muscle underpasses a critical value. This period is paralleled by the breakdown of CP and of a small fraction of ATP which is in equilibrium with CP. At the same time anaerobic glycolysis occurs (Pasteur-effect). No structual alterations can be noted with the exception of a fading in the radiopaque granules of the mitochondria. The survival time, i.e. the sum of the period of latency plus the period of decresaing function, is terminated, when the CP content of the myocardium falls below 3 μmol/g ww.

In the course of the following period, where the function is only suspended but not destroyed, a breakdown of ATP takes place. This period is ended, when reanimation of the organ is no longer possible. This theoretical limit of reanimation time, accompanied by definition with an infinite recovery time, is characterized by a myocardial ATP content of about 1–2 μmol/g.

During the ATP breakdown fine structural alterations develop, which affect especially the mitochondria. Below 1–2 μmol ATP/g the myocardial structure is deteriorated. For practical reasons a period of ischemia corresponding to a reduction of ATP to $^2/_3$ of its basal level ($\approx$ 4 μmol/g) should not be overpassed. This empirical limit (practical limit of reanimation time) corresponds roughly with a postischemic recovery time of half an hour. When overpassing that limit complications arise whose duration and impact depend on the extent of transgression.

3. The duration of the survival and of the reanimation time of the heart is determined by the basal level of high energy phosphates before the

onset of ischemia and by the velocity of breakdown of these compounds during ischemia. Both parameters are dependent on the energy requirements of the myocardium before and during anoxia.

Therefore the determinants of myocardial oxygen requirement influence survival and reanimation time of the heart. The variability of determinants stands for the variability of the reanimation time.

Furthermore, the myocardial energy requirements also determines the rate of resynthesis of high energy phosphates during postischemic recovery.

4. The chosen method of anesthesia modifies the duration of the periods of reanimation time. Influences on the intermediary metabolism have to be postulated. The myocardial tolerance for ischemia decreases in the order of halothane, neuroleptanalgesia, chloralose-urethane, diethylether, chloroforme, penthrane, pentobarbital and ketamine.

XVII. Literatur

ADDANKI, S., CAHILL, F. D., SOTOS, J. F.: Determination of mitochondrial pH and intramitochondrial-extramitochondrial pH gradient of isolated heart mitochondria by the use of 5'5-dimethyl-2,4-oxazolidine. I. Changes during respiration and adenosine triphosphate-dependent transport of Ca^{++}, Mg^{++} and Zn^{++}. J. biol. Chem. **243**, 2337 (1968).

ALDRIDGE, W. N., PARKER, V. H.: Barbiturates and oxydative phosphorylation. Biochem. J. **76**, 47 (1960).

ALLELA, A.: Koronardurchblutung und Hypoxie. Pflügers Arch. ges. Physiol. **261**, 373 (1955).

ALTSCHULD, R. A., WEISS, A., KRUGER, F. A., WEISSLER, A. M.: Anaerobic performance and metabolism of the hyperthyroid heart. J. clin. Invest. **48**, 1905 (1969).

ANREP (1879) (zit. n. TRUANT, A. P., TAKMAN, B.): Local anesthetics. In: DI PALMA, J. R. (ed.): DRILL's Pharmacology in Medicine. 3rd ed., p. 133. New York-Toronto-Sydney-London 1965.

ANTONI, H., ENGSTFELD, G., FLECKENSTEIN, A.: Die Mg^{++}-Lähmung des isolierten Froschmyokards. Ein Beitrag zur Frage der Beziehung zwischen Aktionspotential und Kontraktion. Pflügers Arch. ges. Physiol. **275**, 507 (1962).

ARNOLD, G.: Verlängerung der nutzbaren Ischämiedauer des Herzens durch Erhöhung des äußeren O_2-Partialdruckes und Persufflation der Coronargefäße mit gasförmigem Sauerstoff. Langenbecks Arch. klin. Chir. **319**. 641 (1967).

— LOCHNER, W.: Die Temperaturabhängigkeit des Sauerstoffverbrauches stillgestellter, künstlich perfundierter Warmblüterherzen zwischen 34° C und 4° C. Pflügers Arch. ges. Physiol. **284**, 169 (1965).

BÄNDER, A., KIESE, M.: Die Wirkung des sauerstoffübertragenden Ferments in Mitochondrien aus Rattenherzen bei niedrigen Sauerstoffdrucken. Naunyn-Schmiedeberg's Arch. exp. Path. Pharmak. **224**, 312 (1955).

BAHR, G. F., JENNINGS, R. B.: Ultrastructure of normal and asphyxic myocardium of the dog. Lab. Invest. **10**, 548 (1961).

BAKER, J. B. E., DREYER, B.: Cardiac arrest by potassium citrate. J. Physiol. **131**, 25P (1956).

— BENTALL, H. H., DREYER, B., MELROSE, D. G.: Arrest of isolated heart with potassium citrate. Lancet **273**, 555 (1957).

BALTSCHEFFSKY, H.: Mitochondrial respiratory control and phosphorylative activities in a magnesium free medium. Biochim. biophys. Acta **25**, 382 (1957).

BASSENGE, E., SCHOTT, A., WALTER, P., DOUTHEIL, U.: Effect of coronary underperfusion on the energy metabolism in different layers of cardiac muscle. 5th Europ. Congr. Cardiology, Athen 1968.

BEDNARIK, B., PERESTY, S., TOMECEK, J., VASCU, J., BEDNAR, O., HOFFMANN, K.: Unsere Erfahrung mit der Herztransplantation beim Hunde. Wiederbeleb. u. Organersatz **5**, 45 (1968).

BENTALL, H. H., MELROSE, D. G.: Elective cardiac arrest: lactic acid production in the arrested heart. J. Physiol. **135**, 38P (1957).

BERGLUND, E., MONROE, R. G., SCHREINER, G.: Myocardial oxygen consumption and coronary blood flow during potassium-induced cardiac arrest and during ventricular fibrillation. Acta physiol. scand. **41**, 261 (1957).

BERGMEYER, H. U.: Methoden der enzymatischen Analyse. Weinheim 1962.

BERNE, R. M.: Regulation of coronary blood flow. Physiol. Rev. **44**, 1 (1964).

— JONES, R. D., CROSS, F. S.: Myocardial hypothermia in elective cardiac arrest. J. appl. Physiol. **12**, 431 (1958).

— — — Evaluation of selective cardiac hypothermia and potassium arrest of the heart. J. thorac. cardiovasc. Surg. **47**, 283 (1964).

BEUREN, A., SPARKS, C., BING, R. J.: Metabolic studies on the arrested and fibrillating perfused heart. Amer. J. Cardiol. **1**, 103 (1958).

BEZOLD, A. VON: Von den Veränderungen des Herzschlages nach Verschließung der Coronararterien. Untersuchungen aus dem physiologischen Laboratorium in Würzburg **2**, 256 (1867) (zit. n. PORTER, 1894).

BHONSLAY, S. B., DETERLING, R. A., WALLACE, H. W., RHEINLANDER, H. F.: Elective cardiac arrest. J. cardiovasc. Surg. **2**, 168 (1961).

BIELAWSKI, J., LEHNINGER, A. L.: Stoichiometric relationships in mitochondrial accumulation of calcium and phosphate supported by hydrolysis of adenosine triphosphate. J. biol. Chem. **241**, 4316 (1966).

BIRCKS, W., PULVER, K. G.: Erfahrungswerte der Tolerabilität und der notwendigen Dauer der Coronarischämie in der Kardiochirurgie. Langenbecks Arch. klin. Chir. **319**, 697 (1967).

BISHOP, G. H.: Action of nerve depressants on potential. J. cell. comp. Physiol. **1**, 177 (1932).

BJØRK, V. O. (1948) (zit. n. GALLETTI u. BRECHER, 1962).

— Perfusion technic for surgery on aortic valves. Ann. Surg. **153**, 173 (1961).

BLACK, G. W.: Circulating catecholamines and some cardiovascular, respiratory, metabolic and pupillary responses during diethyl ether anaesthesia. Anaesthesia **24**, 168 (1969).

BLANCO, G., ADAM, A., FERNANDEZ, A.: A direct experimental approach to the aortic valve. II. Acute retroperfusion of the coronary sinus. J. thorax. Surg. **32**, 171 (1956).

BLASIUS, W.: Das gesetzmäßige Verhalten der Funktions- und Erholungsfähigkeit der Vorderhornganglienzellen bei zeitlich abgestufter Aortenabklemmung. Z. Biol. **103**, 209 (1950).

BLUMGART, H. L., GILLIGAN, D. R., SCHLESINGER, M. J.: Experimental studies on the effect of temporary occlusion of coronary arteries. II. The production of myocardial infarction. Amer. Heart. J. **22**, 374 (1941).

BÖHMERT, F., HENSCHEL, W. F.: Klinische Beobachtungen mit Ketamine unter besonderer Berücksichtigung von Kreislauf und Atmung. In: KREUSCHER, H. (Hrsg.): Ketamine, S. 93. Berlin-Heidelberg-New York: Springer 1969.

BOERTH, R. C., COVELL, J. W., SEAGREN, S. C., POOL, P. E.: High-energy phosphate concentrations in dog myocardium during stress. Amer. J. Physiol. **216**, 1103 (1969).

BOLTE, H. D., LÜDERITZ, B.: Einfluß von Insulin auf das Membranpotential und die frequenzabhängige Schwellenreizstromstärke des isolierten Papillarmuskels. Verh. dtsch. Ges. Kreisl.-Forsch. **35**, 177 (1969).

BONHOEFFER, K.: Der Sauerstoffverbrauch des normo- und hypothermen Hundeherzens vor und während verschiedener Formen des induzierten Herzstillstandes. Bibl. cardiol. **1967**, Fasc. 18.

BORNHOEFFER, K., STANDFUSS, K.: Bestimmung kleiner Sauerstoffverbrauchswerte des hypothermen Hundeherzens mit Hilfe einer fortlaufenden Messung des Sauerstoffdruckes in einem hämoglobinfreien Coronarperfusat. Langenbecks Arch. klin. Chir. **308**, 703 (1964a).

— — SPIECKERMANN, P. G.: Der Sauerstoffverbrauch des Hundeherzens nach Kardioplegie durch extrazellulären Natriumentzug und Novocainapplikation. Pflügers Arch. ges. Physiol. **281**, 19 (1964b).

BORST, H. G.: Möglichkeiten der künstlichen Kreislaufumleitung in der Chirurgie der großen Arterien. In: HEBERER, G., RAU, G., LÖHR, H. H.: Aorta und große Arterien, S. 188. Berlin-Heidelberg-New York: Springer 1966.

BRAASCH, W., GUDBJARNASON, S., PURI, P. S., RAVENS, K. G., BING, R. J.: Early changes in energy metabolism in the myocardium following coronary artery occlusion in anesthetized dogs. Circulat. Res. **23**, 429 (1968).

BRAUN, U., COTT, L. A., HELLIGE, G., HENSEL, J., KETTLER, D., KNOLL, D., LOHR, B., MARTEL, J., SPIECKERMANN, P. G.: Methoxyfluran: Koronardurchblutung, Sauerstoffverbrauch und Ischämietoleranz des Herzens. Kongress Bern 1971a. Anaesthesie und Wiederbelebung (im Druck).

— HENSEL, I., KETTLER, D., LOHR, B.: Der Einfluß von Methoxyflurane, Halothane, Dipiritramide, Barbiturat und Ketamine auf den Gesamtsauerstoffverbrauch des Hundes. Anaesthesist **20**, 369 (1971b).

BRAUSER, B., SIESS, H., BÜCHER, T.: Action of amobarbital on microsomal and mitochondrial respiratory state in perfused rat liver with and without phenobarbital induction. FEBS-Letters **2**, 170 (1969).

BRETSCHNEIDER, H. J.: Sauerstoffbedarf und -Versorgung des Herzmuskels. Verh. dtsch. Ges. Kreisl-Forsch. **27**, 32 (1961).

— Pharmakotherapie coronarer Durchblutungsstörungen mit kreislaufwirksamen Substanzen. Verh. dtsch. Ges. inn. Med. **69**, 583 (1963).

— Überlebenszeit und Wiederbelebungszeit des Herzens bei Normo- und Hypothermie. Verh. dtsch. Ges. Kreisl.-Forsch. **30**, 11 (1964).

— Aktuelle Probleme der Koronardurchblutung und des Myokardstoffwechsels. Ärztl. Fortbild. **15**, 1 (1967).

— Pharmakologie koronarwirksamer Mittel vom Aspekt der Pathophysiologie. Nauheimer Fortb.-Lehrg. **33**, 69 (1968).

— Die hämodynamischen Determinanten des O_2-Bedarfs des Herzmuskels. Arzneim.-Forsch. **21**, 1515 (1971).

— Die hämodynamischen Determinanten des myokardialen Sauerstoffverbrauchs. 4. Rothenburger Gespräche 1971, Stuttgart 1972 (im Druck).

— FRANK, KANZOW, E., BERNARD, U.: Über den kritischen Wert und die physiologische Abhängigkeit der O_2-Sättigung des venösen Koronarblutes. Pflügers Arch. ges. Physiol. **264**, 399 (1957).

— COTT, L. A., HENSEL, I., KETTLER, D., MARTEL, J.: Ein neuer komplexer hämodynamischer Parameter aus 5 additiven Gliedern zur Bestimmung des O_2-Bedarfs des linken Ventrikels. Pflügers. Arch. ges. Physiol. **319**, R 14 (1970).

— — HELLIGE, G., HENSEL, J., KETTLER, D., MARTEL, J.: A new haemodynamic parameter consisting of 5 additive determinants for estimation of the O_2-consumption of the left ventricle. Proc. Internat. Union Physiol. Sci. IX, p. 633. XXV. Internat. Congr., Munich 1971.

BRIERLEY, C. P., BACHMANN, E., GREEN, D. E.: Active transport of inorganic phosphate and magnesium ions by beef heart mitochondria. Proc. nat. Acad. Sci. **48**, 1928 (1962).

— MURER, E., BACHMANN, E.: Studies on ion transport. III. The accumulation of calcium and inorganic phosphate by heart mitochondria. Arch. Biochem. Biophys. **105**, 89 (1964).

Brockman, S., Fonkalsrud, E.: Experimental open heart surgery employing hypothermia, mecholyl arrest and carotid perfusion. Surgery **43**, 814 (1958).

Brodkin, W. F., Goldberg, A. H., Kayne, H. L.: Depression of myofibrillar ATPase activity by halothane. Acta anaesth. scand. **11**, 97 (1967).

Bronson, L. H.: Anatomical and chemical changes in the myocardium following short-term coronary artery occlusion in dogs. Yale J. Biol. Med. **10**, 405 (1938).

Brückner, J.: Diskussionsbemerkung. In: Beer, R., Finsterer, U. (Hrsg.): Biochemische Eigenschaften und Möglichkeiten der klinischen Anwendung von Kalium-Magnesium-Aspartat. Arzneimittel-Forsch., 22. Beiheft, S. 87. Aulendorf (Württ.) 1971.

Bryant, R. E., Thomas, W. A., O'Neal, R. M.: An electron microscopic study of myocardial ischemia in the rat. Circulat. Res. **6**, 699 (1958).

Buckley, N. M., Tsuboi, K. K.: Cardiac nucleotides and derivatives in acute and chronic ventricular failure. Circulat. Res. **9**, 618 (1961).

Bücher, T., Rüssmann, W.: Gleichgewicht und Ungleichgewicht im System der Glykolyse. Angew. Chem. **19**, 881 (1963).

Büchner, F., Onishi, S.: Der Herzmuskel bei akuter Koronarinsuffizienz im elektronenmikroskopischen Bild. München-Berlin-Wien 1968.

Burdette, W. J., Ashford, T. P.: Response of myocardial fine structure to cardiac arrest und hypothermia. Ann. Surg. **158**, 513 (1963).

Burn, J. H.: The cause of fibrillation. Brit. Med. J. **1**, 1379 (1960).

Caesar, R.: Gefäße und Herz im elektronenmikroskopischen Bild. In: Kaufmann, Staemmler, M. (Hrsg.): Lehrbuch der speziellen pathologischen Anatomie. Erg.-Bd. I, 1. Hälfte, S. 701. Berlin 1969.

Cain, D. F., Davies, R. E.: Breakdown of adenosine triphosphate during a single contraction of working muscle. Biochem. biophys. Res. Commun. **8**, 361 (1962).

— Infante, A. A., Davies, R. E.: Adenosine triphosphate and phosphorylcreatine as energy supplies for single contractions of working muscle. Nature **196**, 214 (1962).

Cass, M. H.: Restoration of sinus rhythm following elective cardiac arrest under hypothermia. Guy's Hosp. Rep. **108**, 258 (1959).

Challoner, D. R.: Respiration in myocardium. Nature, **217**, 78 (1968).

Chance, B., Higgins, J., Holmes, W., Conelly, C. M.: Localization of interaction sites in multi-component transfer systems: theorem derived from analogues. Nature **182**, 1190 (1958).

— Williamson, J. R., Jamieson, D., Schoener, B.: Properties and kinetics of reduced pyridine nucleotide fluorescence of the isolated and in vivo rat heart. Biochem. Z. **341**, 357 (1965).

Chidsey, C. A., Weinbach, E. C., Pool, P. E., Morrow, A. G.: Biochemical studies of energy production in the failing human heart. J. clin. Invest. **45**, 40 (1966).

Chirac, P.: De motu cordis, adversaria analytica. 1968 (zit. n. Porter, 1894).

Citters, R. L. van, Ruth, W. E., Reissmann, K. R.: Effect of heart rate on oxygen consumption of isolated dog heart performing no external work. Amer. J. Physiol. **191**, 443 (1957).

Clark, L. C., jr., Berg, F., Lyons, C., Kaplan, S., Edwards, W. S.: Continous perfusion of the arrested heart with arterialized hypocalcemic blood. Surg. Forum **10**, 518 (1960).

Clowes, G. H. A., jr., Neville, W. E.: Experimental exposure of the aortic valve, laboratory studies and a clinical trial. Surg. Forum **5**, 39 (1955).

Coffman, J. D., Lewis, F. B., Gregg, D. E.: Effect of prolonged periods of anoxia on ventricular conduction and cardiac muscle. Circulat. Res. **8**, 649 (1960).

COHN, A. E., STEELE, J. M.: The influence of frequency of contraction of the isolated mammalian heart upon the consumption of oxygen. Amer. J. Physiol. **113**, 654 (1935).

COHNHEIM, J., SCHULTHESS-RECHBERG, A. v.: Über die Folgen der Kranz-Arterien-Verschließung für das Herz. Virchows Arch. path. Anat. **85**, 503 (1881).

COLE, S. L., CORDAY, E.: Four minute limit for cardiac resuscitation. J. Amer. med. Ass. **161**, 1454 (1956).

COLEMAN, H. N.: Role of acetylstrophanthidin in augmenting myocardial oxygen consumption. Relation of increased O_2-consumption to changes in velocity of contraction. Circulat. Res. **21**, 487 (1967).

COOLEY, D. A., LATSON, J. R., KEATS, A. S.: Surgical considerations in the repair of ventricular and atrial defects utilizing cardiopulmonary bypass. Surgery **43**, 214 (1958).

COPER, H., HERKEN, H., KORANSKY, W.: Zur Bestimmung der Adeninnucleotide des Herzmuskels. Naunyn-Schmiedeberg's Arch. exp. Path. Pharmak. **241**, 402 (1961).

CORNBLATH, M., RANDLE, P. J., PARMEGGIANI, A., MORGAN, H. E.: Regulation of glycogenolysis in muscle. Effects of glucagon and anoxia on lactate production glycogen content, and phosphorylase activity in the perfused isolated rat heart. J. biol. Chem. **238**, 1592 (1963).

CORSSEN, G., DOMINO, E. F.: Dissociative anesthesia: Further pharmacologic studies and first clinical experience with the phencyclidine derivative CJ-581. Anesth. Analg. Curr. Res. **45**, 29 (1966).

COVELL, J. W., BRAUNWALD, E., ROSS, J., SONNENBLICK, E.: Studies on digitalis. XVI. Effects on myocardial oxygen consumption. J. clin. Invest. **45**, 1535 (1966).

CRANEFIELD, P. F., GREENSPAN, K.: The rate of oxygen uptake of quiescent cardiac muscle. J. gen. Physiol. **44**, 235 (1960).

CREVASSE, L., WHEAT, M. W.: Role of calcium and Lanatoside C in increasing oxygen consumption in human myocardial tissue slices. Circulat. Res. **11**, 721 (1962).

DAGGETT, W. M., WILLMAN, V. L., COOPER, T., HANLON, C. R.: Work capacity and efficiency of the autotransplanted heart. Circulation **35**, I, 96 (1967).

DANFORTH, W. H., BING, R. J.: Brit. J. Anaesth. **30**, 450 (1958).

— NÄGLE, S., BING, R. J.: Effect of ischemia and reoxygenation on glycolytic reactions and ATP in heart muscle. Circulat. Res. **8**, 965 (1960).

DARBY, T. D., PARKER, E. F., LEE, W. H., JR., ASHMORE, J. D.: The influence of cardiopulmonary bypass with cardiac arrest and right ventriculotomy on myocardial contractile force. Ann. Surg. **147**, 596 (1958).

DAVIES, R. E.: The role of ATP in contraction. In: BRILLER, S. A., CONN, H. L., JR., (ed.). The myocardial cell, p. 157. Philadelphia 1966.

DE HAAN, R. L., FIELD, J.: Mechanism of cardiac damage in anoxia. Amer. J. Physiol. **197**, 449 (1959).

DEL MISSIER, P. A., ANGRIST, A. A., REID, L. C., HINTON, J. W.: The relation of the specific tissue to the common muscle in the heart. Surg. Forum. **8**, 311 (1958).

DENKER, M. W., BERGMAN, R. A., NACHLAS, M. M.: Ultrastructural changes in myocardium during experimental ischemia. Johns Hopk. med. J. **124**, 311 (1969).

DODRILL, F. D., TAKAGI, S.: The use of anaerobic energy in elective cardiac arrest. Surgery **47**, 314 (1960).

DÖRING, H. J., KAMMERMEIER, H.: Das Verhalten der energiereichen Phosphor-Verbindungen des Myokards bei unterschiedlichen Belastungsformen sowie bei verschiedenen Arten experimenteller Insuffizienz am Herz-Lungen-Präparat. Verh. dtsch. Ges. Kreisl-Forsch. **27**, 227 (1961).

— — Änderung des Herzdurchmessers unter dem Einfluß von Sauerstoffmangel, Stoffwechsel-Inhibitoren und erregungshemmenden Substanzen. In: Kreislaufmessungen. 4. Freiburger Colloquium, S. 45. München-Gräfelfing 1964.

— OLBRISCH, R. R.: Der Einfluß hoher Dosen verschiedener Narkotica auf die Kontraktilität und die energiereichen Phosphate des Herzmuskels. IV. Symposium anaesthesiologiae internationale, S. 69. Varna 1969.

DOMINO, E. F., CHODOFF, P., CORSSEN, G.: Pharmacologic effects of CI-581, a new dissociative anesthetic, in man. Clin. Pharmacol. Ther. **6**, 279 (1965).

DOWDY, E.: (zit. n. CORSSEN, G.): Diskussionsbemerkung in KREUSCHER, H. (Hrsg.): Ketamine, S. 61. Berlin-Heidelberg-New York: Springer 1969.

DUDZIAK, R.: Über die Wirkung von Halothan, Fentanyl, Dehydrobenzperidol und Propanidid auf den Sauerstoffverbrauch und den Coronardurchfluß des Warmblüterherzens. Köln-Opladen 1967.

EBERLEIN, H. J.: Koronardurchblutung und Sauerstoffversorgung des Herzens unter verschiedenen CO_2-Spannungen und Anästhetika. Arch. Kreisl.-Forsch. **50**, 18 (1966).

EFFLER, D. B., GROVES, L. K., SONES, E. M., KOLFF, W. J.: Elective cardiac arrest in open-heart surgery – report of three cases. Cleveland Clin. Quart. **23**, 105 (1956).

— KNIGHT, H. F., GROVES, L. K., KOLFF, W. J.: Elective cardiac arrest for open-heart surgery. Surg. Gynec. Obstet. **105**, 405 (1957).

EGGLETON, C. P., EGGLETON, P.: A method of estimating phosphagen and some other phosphorus compounds in muscle tissue. J. Physiol. **68**, 193 (1929).

EISENREICH, F. X., WAGNER, E., HAAG, W., L'ALLEMAND, H., VOSS, R., KNOTHE, W.: Experimentelle Untersuchungen zur Kreislaufunterbrechung durch Abklemmung von Aorta und Arteria pulmonalis. Thoraxchirurgie **6**, 389 (1958/1959).

EKESTRØM, S., PALEUS, S., ÅBERG, T.: Biochemische und physiologische Studien an anoxischen Hundeherzen mit extrakorporaler Zirkulation mit und ohne Zufuhr von Persantin. Cardiologia **46**, 281 (1965).

ENGBAEK, L.: Pharmacological actions of magnesium ions with particular reference to the neuromuscular and cardiovascular system. Pharmacol. Rev. **4**, 396 (1952).

ERICHSON, J. E.: On the influence of the coronary circulation on the action of the heart. London Med. Gaz. **2**, 561 (1842) (zit. n. PORTER, 1894).

FABEL, H., LÜBBERS, D. W., RYBAK, B.: Die Bestimmung des Myoglobingehaltes und des kritischen Sauerstoffdruckes am schlagenden Kaninchenherzen „in situ". Pflügers Arch. ges. Physiol. **279**, R 32 (1964).

FAWAZ, G., HAWA, E. S.: Phosphocreatine content of mammalian cardiac muscle. Proc. Soc. exp. Biol. **84**, 277 (1953).

— MANOUKIAN, E.: Steady state level of phosphocreatine in the heart. Circulat. Res. **11**, 115 (1962).

FAWCETT, D. W.: The cell. Its organelles and inclusions. Philadelphia-London 1966.

FEINSTEIN, M. B.: Effects of experimental congestive heart failure ouabain, and asphyxia on the high-energy phosphate and creatine content of the guinea pig heart. Circulat. Res. **10**, 333 (1962).

FERUGLIO, G., ZILIOTTO, P.: A method for elective cardiac arrest in experimental open heart surgery: Electrocardiographic observations. Amer. Heart. J. **58**, 372 (1959).

FISHMAN, N. H., YOUKER, J. E., ROE, B. B.: Mechanical injury to the coronary arteries during operative cannulation. Amer. Heart. J. **75**, 26 (1968).

FLECKENSTEIN, A.: Der Kalium-Natrium-Austausch als Energieprinzip in Muskel und Nerv. Berlin 1955.

— Physiologie und Pathophysiologie des Myokard-Stoffwechsels im Zusammenspiel mit den bioelektrischen und mechanischen Fundamentalprozessen. In: BARGMANN, W., DOERR, W. (Hrsg.): Das Herz des Menschen. Bd. II, S. 355. Stuttgart 1963.

— Die Bedeutung der energiereichen Phosphate für die Kontraktilität und Tonus des Myokards. Verh. dtsch. Ges. inn. Med. **70**, 81 (1964).

— JANKE, J., GERLACH, E.: Konzentration und Turnover der energiereichen Phosphate des Herzens nach Studien mit Papierchromatographie und Radiophosphor. Klin. Wschr. **37**, 451 (1959).

— DÖRING, H. J., KAMMERMEIER, H.: Myokardstoffwechsel und Insuffizienz. Ärztl. Forsch. **21**, 1 (1967).

FOX, A. C., WINKLER, N. S., REED, G. E.: High energy phosphate compounds in the myocardium during experimental congestive heart failure. Purine and pyrimidine nucleotides, creatine, and creatine phosphate in normal and failing hearts. J. clin. Invest. **44**, 202 (1965).

FRÖHLICHER, R.: Untersuchungen über die Wirkungen des Acetylcholins auf das elektrisch zum Flimmern gebrachte isolierte Säugetierherz. Helv. physiol. pharmacol. Acta **3**, 231 (1945).

GALLETTI, P. M., BRECHER, G. A.: Heart-lung bypass. Principles and techniques of extracorporeal circulation. New York-London 1962.

GEHL, H.: Experimentelle Untersuchungen zur Bestimmung der Dauer eines gut reversiblen Herzstillstandes bei selektiver tiefer Hypothermie durch intermittierende Coronarperfusion. Z. ges. exp. Med. **139**, 663 (1965).

GETHMANN, J. W., FUCHS, CH., KALBOW, K., KNOLL, D., SPIECKERMANN, P. G., BRETSCHNEIDER, H. J.: Biochemische Befunde am Myokard zum Wirkungsmechanismus von Ketamine. 2. Ketamine-Symposium, Mainz 1972. Anaesthesie und Wiederbelebung (in Vorbereitung).

GEMPERLE, M.: Herabsetzung der Sauerstoffaufnahme in Normothermie durch Neuroleptanalgesie. In: HENSCHEL, W. F. (Hrsg.): Die Neuroleptanalgesie, S. 149a. Diskussionsbemerkung S. 192b. Berlin-Heidelberg-New York: Springer 1966.

GERCKEN, G., HÜRTER, P.: Stationäre Metabolitkonzentrationen im insuffizienten Säugetierherzen nach Monojodacetat- und Natriumfluoridvergiftung. Pflügers Arch. ges. Physiol. **292**, 100 (1966).

GERLACH, E., DEUTICKE, B.: Entstehung und Bedeutung von Adenosin im Herzmuskel bei Sauerstoffmangel. Pflügers Arch. ges. Physiol. **278**, 32 (1963).

— — Bildung und Bedeutung von Adenosin in dem durch Sauerstoffmangel geschädigten Herzmuskel unter dem Einfluß von 2,6-Bis(diaethanolamino)-4,8-dipiperidino-pyrimido(5,4-d)pyrimidin. Arzneimittel-Forsch. (Drug. Res.) **13**, 48 (1963).

— — Biochemische Aspekte der Adenosin-bedingten Koronardilatation. In: Kreislaufmessungen. 4. Freiburger Colloquium, S. 126. München-Gräfelfing 1964.

— — Kompetitive Hemmung der Adenosin-Desaminase als mögliche Ursache der coronardilatatierenden Wirkung einer Pyrimidopyrimidinverbindung. Naunyn Schmiedeberg's Arch. exp. Path. Pharmak. **255**, 107 (1966).

— PECHAN, J., MARKO, P., TRENDELENBURG, C., KAMMERMEIER, H.: Syntheseraten von Adeninnukleotiden, Ribonukleinsäuren und Proteinen im Herzen sowie in Nieren- und Gehirnschnitten während postanoxischer Erholung. Pflügers Arch. ges. Physiol. **300**, 12 (1968).

Giersberg, O., Thiele, P.: Untersuchungen zur Blutversorgung des Hundeherzens mit Hilfe von Farbstofflösungen bei Perfusion des Koronarsystems von der Aorta aus und bei selektiver Koronarperfusion mit Mayo-Koronarkathetern. Z. ges. exp. Med. **146**, 46 (1968).

Glenn, W. W. L., Sewell, W. H., jr.: Experimental cardiac surgery. IV. The prevention of air embolism in open heart surgery; repair of interauricular septal defects. Surgery **34**, 195 (1953).

– Toole, A. L., Longo, E., Hume, M., Gentsch, T. O.: Induced fibrillatory arrest in open heart surgery. New Engl. J. Med. **262**, 852 (1960).

Gollan, F.: Cardiac arrest of one-hour duration in dogs during hypothermia to 0° C followed by survival. Fed. Proc. **13**, 57 (1954).

– Physiology of cardiac surgery. Springfield, Ill., USA 1959.

– Tysinger, D. S., Grace, J. T., Kory, R. C., Memely, G. R.: Hypothermia of 1,5° C in dogs followed by survial. Amer. J. Physiol. **181**, 297 (1955).

– Rudolph, G. G., Olson, N. S.: Electrolyte transfer during hypothermia and anoxia in dogs. Amer. J. Physiol. **189**, 277 (1957).

Gollwitzer-Meier, K.: Anoxämie und Kreislauf. Pflügers Arch. ges. Physiol. **220**, 434 (1928).

Gorlin, R.: Physiology of coronary circulation. In: Hurst, J. W., Logue, R. B. (ed.): The heart. Arteries and veins, p. 653. New York-Toronto-Sydney-London 1966.

Gott, V. L., Gonzalez, J. L., Zuhdi, M. N., Vargo, R. L., Lillehei, C. W.: Retrograde perfusion of the coronary sinus for direct vision aotric surgery. Surg. Gynec. Obstet. **104**, 319 (1957).

– Bartlett, M., Johnson, J. A.: High energy phosphate metabolism in the myocardium during various techniques of cardiac arrest as determined by cardiac biopsy. Surg. Forum **9**, 281 (1959).

– – – Long, D. M., Lillehei, C. W.: High energy phosphate level in the human heart during potassium citrate arrest and selective hypothermic arrest. Surg. Forum **10**, **544** (1960).

– Long, D. M., Lillehei, C. W., Johnson, J. A.: Myocardial energy substances in the dog heart during potassium and hypothermic arrest. J. appl. Physiol. **17**, 815 (1962).

Greeff, K.: Zum Wirkungsmechanismus der Digitalisglykoside. In: Greeff, K. (Hrsg.): Probleme der klinischen Prüfung herzwirksamer Glykoside, S. 12. Kreislaufbücherei 24. Darmstadt 1968.

Green, D. E.: Enzymatic organization of the mitochondrion. In: Karlson, P. (Hrsg.): Funktionelle und morphologische Organisation der Zelle, S. 86. Berlin-Göttingen-Heidelberg: Springer 1963.

Greenawalt, J. W., Rossi, C. S., Lehninger, A. L.: Effect of acute accumulation of calcium and phosphate ions on the structure of rat liver mitochondria. J. Cell Biol. **23**, 21 (1964).

Gregg, D. E., Shipley, R. E.: Augmentation of left coronary inflow with elevation of left ventricular pressure and observations on mechanisms for increased coronary inflow with increased cardiac load. Amer. J. Physiol. **142**, 44 (1944).

Greiner, R.: Relationship of force of contraction to high energy phosphate in heart muscle. J. Pharmacol. exp. Ther. **105**, 178 (1952).

Hähn, N.: Zerfall energiereicher Phosphate und Milchsäurebildung im normo- und hypothermen Myokard des Hundes bei sogenanntem ischämischen Herzstillstand und der Kardioplegie durch extrazellulären Natrium- und Calciumentzug und Procaingabe. Dissertation, Köln 1967.

Hall, M. (1842) (zit. n. Porter, 1894).

HALL, D. P., SINGAL, S. A., MORETZ, W. H., BRACKNEY, E. L., BUTLER, W. F., MALOY, W. C., BERNSTEIN, V., ELLISON, R. G.: Myokardial metabolism during elective cardiac arrest determined by biochemical analysis of multiple cardiac biopsies. Surg. Forum **10**, 540 (1960).

HASHIMOTO, T, SASAKI, H., YOSHIKAWA, H.: Hormonal control of glucomutase activity. Biochem. biophys. Res. Commun. **27**, 368 (1967).

HEADRICK, J. R., STAYHORN, D. W., MUNOZ, A. J., ADAMS, J. E.: A method of safely prolonging induced cardioplegia. Surg. Forum **10**, 509 (1960).

HEGNAUER, A. H., FEHN, W. O., COBB, D. M.: The cause of rise in oxygen consumption of frog muscles in excess of potassium. J. cell. comp. Physiol. **4**, 505 (1934).

HEILBRUNN, A., ZIMMERMANN, J. M.: Coronary artery dissection: A complication of cannulation. J. thorac. cardiovasc. Surg. **49**, 767 (1965).

HEIMBECKER, R. O., LAJOS, T. Z.: Ice-chip cardioplegia. Arch. Surg. **84**, 130 (1962).

HEINRICH, G.: Über die Toleranzgrenze bei Kreislaufunterbrechung in potenzierter Narkose und in kontrollierter Hypothermie. Langenbecks Arch. klin. Chir. **286**, 491 (1958).

HELBIG, D.: Der Energiestoffwechsel des Herzens bei Kreislaufunterbrechung. Arch. Kreisl.-Forsch. **36**, 149 (1961).

HELLBERG, K.: Tierexperimentelle Untersuchungen über das Energiedefizit und die Energiebereitstellung im ischämischen Myokard. Dissertation, Göttingen 1970.

HELMSWORTH, J. A., KAPLAN, S., CLARK, L. C., JR., MCADAMS, A. J., MATTHES E. C., EDWARDS, F. K.: Myocardial injury associated with asystole induce, with potassium citrate. Ann. Surg. **149**, 200 (1959).

— SHABETAI, R. W., MARGOLIAN, J.: An investigation of cardiac arrest produced by injection of potassium citrate into the coronary circulation. J. thorac. Surg. **36**, 214a (1958).

— — ALBERS, J. E., WOZENCRAFT, P. J.: The local effect of potassium citrate solutions in atrial pouches of dogs. J. thorac. Surg. **36**, 221 (1958b).

HEMPELMANN, G., KETTLER, D., HOLZHÄUSER, H., HEMPELMANN, W., HENSEL, J., KARLICZEK, G., KIRCHNER, E.: Kombination von Piritramid und N_2O – ein neues Narkoseverfahren. Teil II: Untersuchungen am Menschen. Z. prakt. Anästh. Wiederbeleb. **6**, 339 (1971).

HENSEL, I., BRAUN, U., KETTLER, D., KNOLL, D., MARTEL, J., PASCHEN, K.: Untersuchungen über Kreislauf- und Stoffwechselveränderungen unter Ketamine-Narkose. Anaesthesist 1972 (im Druck).

HERBST, M., GROHMANN, W., GLASER, A., MICHEL, D., HARTLEB, O.: Künstlicher Herzstillstand mit Adenosin-Mono-Phosphat. Langenbecks Arch. klin. Chir. **289**, 304 (1958).

— MICHEL, D., HARTLEB, O., GROHMANN, W., GLASER, A.: Beobachtungen bei Injektion von Adenosin-monophosphorsäure und Acetylcholin in verschiedenen Mischungen in die Coronarien am ausgeschalteten Herzen in Hypothermie. Acta biol. med. germ. **1**, 652 (1958).

HESS, B.: Koordination von Atmung und Glykolyse. In: KARLSON, P. (Hrsg.): Funktionelle und morphologische Organisation der Zelle, S. 163. Berlin-Göttingen-Heidelberg: Springer 1963.

— BRAND, K.: Enzyme and metabolite profiles. In: CHANCE, B., ESTABROOK, R. W., WILLIAMSON, J. R. (eds.): Control of Energy Metabolism, p. 111. New York 1965.

HESS, M. E.: Relationship between the thyroid gland and myocardial metabolism and function. In: TANZ, R. D., KAVALER, F., ROBERTS, J. (eds.): Factors influencing myocardial contractility, p. 597. New York-London 1967.

HINZEN, D., ISSELHARD, W., MÄURER, W., GEPPERT, E.: Einfluß verschiedener Substrate auf die asphyktische Nucleosidresynthese im Kaninchenherzen in vivo. Pflügers Arch. ges. Physiol. **307**, R 21 (1969).

HIRSCH, H. H., UNGEHEUER, E., GÖTTEN, J., ZIPF, K. E.: Experimentelle Untersuchungen über die konduktive Abkühlung und Erwärmung des Herzens. Zbl. Chir. **85**, 1721 (1960).

HOCHREIN, H., DÖRING, H. J.: Die energiereichen Phosphate des Myokards bei Variationen der Beobachtungsbedingungen. Pflügers. Arch. ges. Physiol. **271**, 548 (1960).

HÖLSCHER, B.: Tierexperimentelle Untersuchungen zum künstlichen Herzstillstand. Langenbecks Arch. klin. Chir. **300**, 634 (1962).

— Die Bedeutung des Magnesiumchlorid-Novocamid als Kardioplegicum für die offene Herzchirurgie. Thoraxchir. vask. Chir. **13**, 446 (1965).

HOFFMAN, B. F., SUCKLING, E. E.: Effect of several cations on transmembrane potentials of cardiac muscle. Amer. J. Physiol. **186**, 317 (1956).

— CRANEFIELD, P. F.: Electrophysiology of the heart. New York 1960.

HOFFMAN, J. F., KREGENOW, F. M.: The characterization of new energy dependent cation transport processes in red blood cells. Ann. N.Y. Acad. Sci. **137**, 566 (1966).

HOFFMEISTER, H. E., KREUZER, H., SCHOEPPE, W.: Der Sauerstoffverbrauch des stillstehenden und des flimmernden Herzens. Pflügers Arch. ges. Physiol. **269**, 194 (1959).

HOLLDORF, A. W.: II. Gleichgewichtskonstanten, freie Energie und Redoxpotentiale biologisch wichtiger Reaktionen. In: RAUEN, H. M. (Hrsg.): Biochemisches Taschenbuch. 2. Tl., 2. Aufl., S. 121. Berlin-Göttingen-Heidelberg-New York: Springer 1964.

HOHORST, H. J., REIM, M., BARTELS, H.: Studies on the creatine kinase equilibrium in muscle and the significance of ATP and ADP levels. Biochem. biophys. Res. Commun. **7**, 142 (1962).

HÜBNER, G., PAULUSSEN, F., BRETSCHNEIDER, H. J., SPIECKERMANN, P. G.: Die Feinstruktur des Herzmuskels bei exakt definierten Funktions- und Stoffwechselbedingungen. 4. Europ. Conf. on Electron Microscopy, Rome 1968. Electron Microscopy 1968, Vol. II, p. 307. Roma 1968.

— Electron microscopic investigation of cardioplegia. Electron microscopy of various forms of cardiac arrest in correlation with myocardial function. In: Methods and Achievements in Experimental Pathology. Vol. 5, p. 518. Basel 1970.

HORT, W.: Morphologisch faßbare Folgen einer Minderdurchblutung im Myokard. Kardiologisches Kolloquium, Salzburg 1966 (1968).

ISSELHARD, W.: Das Verhalten des Energiestoffwechsels im Warmblüterherzen bei künstlichem Herzstillstand. Pflügers Arch. ges. Physiol. **271**, 347 (1960).

— Maßnahmen zur Verbesserung der Erholung des Herzens nach Anaerobiose. Langenbecks Arch. klin. Chir. **319**, 665 (1967).

— Einfluß von Prenylamin auf Herz- und Gehirnstoffwechsel und auf die Myokardfunktion. In: MOSER, K., LUJF, A. (Hrsg.): Beta-Rezeptorenblockade in Klinik und Experiment, S. 87. Wien 1968.

— MERGUET, H.: Herzstoffwechsel bei künstlichem Herzstillstand und bei Reperfusion. Thoraxchirurgie **11**, 211 (1963).

— POHL, W., BERGHOFF, W. J. W., SCHMERBAUCH, D., SCHÜLER, H. W.: Versuche zur Verbesserung der Energiebereitstellung im künstlich stillgestellten Herzen und in der Erholung bei Reperfusion. Verh. dtsch. Ges. Kreisl.-Forsch. **30**, 216 (1964).

ISSELHARD, W. MERGUET, H., AENGENVOORT, J.: Vergleich des Herzstoffwechsels bei verschiedenen Methoden des künstlichen Herzstillstandes. Pflügers. Arch. ges. Physiol. **286**, 336 (1965).

— NEUHOF, H., SCHMERBAUCH, D., BERGHOFF, W.: Stoffwechselerholung des Herzens in situ nach Anaerobiose. Pflügers Arch. ges. Physiol. **283**, R 43 (1965*).

— MÄURER, W., STEMMEL, W., KREBS, J., SCHMITZ, H., NEUHOF, H., ESSER, A.: Stoffwechsel des Kaninchenherzens in situ während Asphyxie und in der postasphyktischen Erholung. Pflügers Arch. ges. Physiol. **316**, 164 (1970).

JACOBS, G., HINGLAIS, J.: Left heart bypass and myocardial oxygen consumption. In: LOOGEN, F., BOSTROEM, B., GLEICHMANN, U., KREUZER, H. (Hrsg.): Assistierte Zirkulation, S. 96. Stuttgart 1967.

JANSSEN, P. A. J.: On the pharmacology of analgesics and neuroleptics used for surgical anaesthesia. 1st Europ. Congr. Anaesth., Wien 1962. Symposium on neuroleptanalgesia.

JARDETZKY, O., GREENE, E. A., LORBER, V.: Oxygen consumption of the completely isolated dog heart in fibrillation. Circulat. Res. **4**, **144** (1956).

JENNINGS, R. B., SOMMERS, H. M., SMYTH, G. A., FLACK, H. A., LINN, H.: Myocardial necrosis induced by temporary occlusion of a coronary artery in dog. Arch. Path. **70**, 68 (1960).

— KALTENBACH, J. P., SOMMERS, H. M.: Cell death: Electrolyte alterations in injured and dyeing myocardial cells. In: BAJUSZ, E. (ed.): Electrolytes and cardiovascular diseases, p. 192. Basel-New York 1965.

— BAUM, J. H., HERDSON, P. B.: Fine structural changes in myocardial ischemic injury. Arch. Path. **79**, 135 (1965).

JORDAN, J., LOCHNER, W.: Über den anaeroben und aeroben Stoffwechsel des stillgestellten, künstlich perfundierten Warmblüterherzens. Pflügers Arch. ges. Physiol. **275**, 164 (1962).

JOSHI, J. G., HANDLER, P.: Phosphoglucomutase. I. Purification and properties of phosphoglucomutase from Escherischia coli. J. biol. Chem. **239**, 2741 (1964).

— — Phosphoglucomutase. J. biol. Chem. **244**, 3343 (1969).

JUST, H. H., KRAYENBÜHL, H. P., KÜBLER, W., ROTHLIN, M., SPIECKERMANN, P. G.: Stillstand, Überlebenszeit und Wiederbelebung des Herzens. Arzneimittel-Forsch. (Drug Res.) **3**, 335 (1970).

KAHLER, R. L., BRAUNWALD, E., KELMINSON, L. L., KEDES, L., CHIDSEY, C. A., SEGAL, S.: Effect of alterations of coronary blood flow on the oxygen consumption of the nonworking heart. Circulat. Res. **13**, 501 (1963).

KALMAR, P., KIRSCH, U., RODEWALD, G.: Klinische Erfahrungen mit Aspartaten bei ischämischem Herzstillstand. Kolloquium über Kalium-Magnesium-Aspartat. Hamburg 1971.

KAMMERMEIER, H.: Verhalten von Adenin-Nucleotiden und Kreatinphosphat im Herzmuskel bei funktioneller Erholung nach länger dauernder Asphyxie. Verh. dtsch. Ges. Kreisl.-Forsch. **30**, 206 (1964).

— RUDROFF, W., GERLACH, E.: Beeinflussung von Kontraktilität, Koronarfluß und intrazellulären Metaboliten des isolierten Herzens bei Variation von pH, pCO_2 und Bikarbonat. In: REINDELL, H., KEUL, J., DOLL, E. (Hrsg.): Herzinsuffizienz. Pathophysiologie und Klinik, S. 242. Stuttgart 1968.

KAPLAN, S. K., CLARK, L. C., JR., MATTHEWS, E. C., EDWARDS, F. K., HELMSWORTH, J. A.: A comparison of the results of total body perfusion in dogs during potassium citrate cardiac arrest; sinus rhythm and induced ventricular fibrillation. Surgery **43**, 14 (1958).

KARDESCH, M., HOGANCAMP, C. E., BING, R. J.: The effect of complete ischemia on the intracellular electrical activity of the whole mammalian heart. Circulat. Res. **6**, 715 (1958).

KAY, E. B., HEAD, L. R., NOGUEIRA, C.: Direct coronary artery perfusion for aortic valve surgery. J. Amer. med. Ass. **168**, 1767 (1958).

KETTLER, D.: Hämodynamische Komponenten des myokardialen Energiebedarfs und Sauerstoffversorgung des Herzens bei verschiedenen Narkosen. Anaesthesie und Wiederbelebung, Band 67, 1972.

— COTT, L. A., HENSEL, I., EBERLEIN, J. H., SPIECKERMANN, P. G., BRETSCHNEIDER, H. J.: Narkosebedingte Veränderungen hämodynamischer Parameter, die den Sauerstoffverbrauch und die Überlebens- und Wiederbelebungszeit des Herzens beeinflussen. 3. Europ. Kongr. Anaesthesiologie, Prag 1970a (im Druck).

— — — MARTEL, J., BRETSCHNEIDER, H. J.: Kombination von Dipiritramide und N_2O, ein neues Narkoseverfahren zur Untersuchung von Herz- und Kreislauffunktionen am Hund. Pflügers Arch. ges. Physiol. **319**, R 42 (1970b).

— BRAUN, U., COTT, L. A., HEISS, W. W., HENSEL, J., MARTEL, J., PASCHEN, K., BRETSCHNEIDER, H. J.: Kombination von Piritramid und N_2O – ein neues Narkoseverfahren. Teil I. Tierexperimentelle Untersuchungen. Z. prakt. Anästh. Wiederbeleb. **6**, 329 (1971).

KIRCHHOFF, P. G.: Experimentelle Untersuchungen zur Konservierung des Herzens. Habilitationsschrift, Göttingen 1970.

KIRSCH, U.: Untersuchungen zum Eintritt der Totenstarre an ischämischen Meerschweinchenherzen in Normothermie. Der Einfluß von Procain, Kalium und Magnesium. Arzneimittel-Forsch. **20**, 1071 (1970).

— Anwendung von Aspartaten bei dem ischämischen Herzstillstand. In: BEER, R., FINSTERER, U. (Hrsg.): Biochemische Eigenschaften und Möglichkeiten der klinischen Anwendung von Kalium-Magnesium-Aspartat. Arzneimittel-Forsch., 22. Beiheft, S. 73. Aulendorf (Württ.) 1971.

KLARWEIN, M., LAMPRECHT, W., LOHMANN, E.: Der Stoffwechsel des Herzens bei experimentellem Kammerflimmern. Untersuchungen über den Herzstoffwechsel IV. Hoppe-Seylers Z. physiol. Chem. **328**, 41 (1962).

KLAUS, W., LÜLLMANN, H.: Calcium als intracelluläre Überträgersubstanz und die mögliche Bedeutung dieses Mechanismus für pharmakologische Wirkungen. Klin. Wschr. **42**, 253 (1964).

— Diskussionsbemerkung. In: KREUSCHER, H.: Ketamine, S. 59. Berlin-Heidelberg-New York: Springer 1969.

— KUSCHINSKY, G.: Über die Wirkung von Digitoxigenin auf den Calcium-Umsatz im Herzmuskelgewebe. Naunyn-Schmiedeberg's Arch. exper. Path. Pharmak. **244**, 237 (1962).

KLOCKE, F. J., BRAUNWALD, E., ROSS, J., JR.: Oxygen cost of electrical activation of the heart. Circulat. Res. **18**, 357 (1966).

KNOLL, D., BRAUN, U., GETHMANN, J. W., LOHR, B., PASCHEN, K., SPIECKERMANN, P. G., BRETSCHNEIDER, H. J.: Vergleichende Untersuchungen zur Überlebens- und Wiederbelebungszeit des Herzens bei einigen Kardioplegieformen. Kolloquium über Kalium-Magnesium-Aspartat. Hamburg 1971

KOHLHARDT, M., WIRTH, K., DUDECK, J.: Wechselwirkungen zwischen Na^+-, Ca^+- und K^+-Einflüssen auf Dynamik und Kontraktilität des Myokards. Arch. Kreisl.-Forsch. **59**, 261 (1969).

KOLFF, W. J., EFFLER, D. B., GROVES, L. K., PEEREBOOM, G., MARACA, P. P., AOYAMA, S., SONES, F. M.: Elective cardiac arrest by the Melrose technic: Potassium asystole for experimental cardiac surgery. Cleveland Clin. Quart. **23**, 98 (1956).

— — — MORACA, P. P.: Elective cardiac arrest with potassium citrate during open-heart operations: report of 37 cases. J. Amer. med. Ass. **164**, 1653 (1957a).

KOLFF, J. W., MORACA, P. P., HALE, D. E., PROUDFIT, W. L.: A demonstration of the role of potassium and citrate ions under the condition of elective cardiac arrest for open-heart operations. Cleveland Clin. Quart. **24**, 128 (1957b).

KOSS, W. F., BEISENHERZ, G., MAERKISCH, R.: Die Eliminierung von Adenosin aus dem Blut unter dem Einfluß von 2,6- bis (diaethanol-amino)-4,8-dipepiridino-pyrimido-(5,4-d)pyrimidin und Papaverin. Arzneimittel-Forsch. (Drug Res.) **12**, 1130 (1962).

KRANTZ, J. C., PARK, C. S., FRUIT, E. B., LING, A. S.: A further study of the anaesthetic properties of 1,1,1-tri-fluoro-2,2-bromochloroethane. Anaesthesiology **19**, 38 (1958).

KRAUSE, E. G., WOLLENBERGER, A.: Auftrennung des Adenosindiphosphatpools des Skelettmuskels. Acta biol. med. germ. **13**, 7 (1964).

KREBS, H. A., WOODFORD, M.: Fructose 1,6-Diphosphatase in striated muscle. Biochem. J. **94**, 436 (1965).

KREUSCHER, H., GAUCH, H.: Die Wirkung des Phencyclidinderivates Ketamine (CI 581*) auf das kardiovaskuläre System des Menschen. Anaesthesist **16**, 229 (1967).

KREUZER, H., SCHOEPPE, W.: Der Myokarddruck bei veränderter Koronardurchblutung und bei Ischämie. Pflügers Arch. ges. Physiol. **278**, 209 (1963).

KREUZIGER, H. ASTEROTH, H., ZIPF, K.: Kaliumveränderungen nach Herzinfarkt im Tierexperiment. Z. Kreisl-Forsch. **43**, 385 (1954).

KÜBLER, W.: Die Geschwindigkeit der anaeroben Glykolyse des Herzens in Abhängigkeit von Milchsäurekonzentration, ATP-Gehalt und Temperatur. Verh. dtsch. Ges. Kreisl.-Forsch. **30**, 211 (1964).

— Nutzbare Ischämiedauer des Herzens in Abhängigkeit von der energetischen Ausgangslage des Myokards, der Kardioplegieform und der Temperatur. Langenbecks Arch. klin. Chir. **319**, 648 (1967).

— Tierexperimentelle Untersuchungen zum Myokardstoffwechsel im Angina-pectoris-Anfall und beim Herzinfarkt. Bibl. cardiol. **22**, Basel-New York 1969.

— BRETSCHNEIDER, H. J.: Kompetitive Hemmung der katalysierten Adenosindiffusion als Mechanismus der coronarerweiternden Wirkung eines Pyrimidopyrimidin-Derivates. Pflügers Arch. ges. Physiol. **280**, 141 (1964).

— HÄHN, N., HELLBERG K., ORELLANO, L. E., REIDEMEISTER, C. J., SPIECKERMANN, P. G.: Beziehung zwischen aerobem und anaerobem Energieumsatz des Herzens unter verschiedenen funktionellen Bedingungen. Verh. dtsch. Ges. Kreisl.-Forsch. **31**, 86 (1965).

— BRETSCHNEIDER, H. J., GREBE, D. ORELLANO, L. E., SPIECKERMANN, P. G.: Zur Frage der anaeroben Energiebereitstellung im Myokard. Pflügers Arch. ges. Physiol. **291**, 10 (1966).

— GREBE, D., ORELLANO, L. E., SPIECKERMANN, P. G., BRETSCHNEIDER, H. J.: Zur Bewertung des Gewebsgehaltes der energiereichen Phosphate für die Pathogenese der Herzinsuffizienz. In: REINDELL, H., KEUL, J., DOLL, E. (Hrsg.): Herzinsuffizienz. Pathophysiologie und Klinik, S. 226. Stuttgart 1968.

— BRETSCHNEIDER, H. J., SPIECKERMANN, P. G.: Die Verteilung von Dipyridamol, einer selektiv coronarerweiternden Substanz zwischen Plasma, zellulärer und wäßriger Phase bei Mensch und Hund. Ein Beitrag zur Dosierung des Medikamentes beim Menschen. Arzneimittel-Forsch. (Drug Res.) **19**, 185 (1969).

— SPIECKERMANN, P. G., BRETSCHNEIDER, H. J.: The influence of dipyridamol (Persantin) on myocardial adenosine metabolism. J. Molec. Cell. Cardiol. **1** (1970).

KÜBLER, W., SHINEBOURNE, E. A.: Calcium and the mitochondria. In: HARRIS, P., OPIE, L. (ed): Calcium and the heart, p. 93. London-New York 1971.
— SPIECKERMANN, P. G.: Changes in myocardial glycolysis and in high energy phosphates during ischemia with intermittent coronary perfusion. Joint ISC-WHO Symposium: Metabolism of the hypoxic and ischemic heart. Genf 1971. Cardiology **56**, 100 (1971/1972).
KUKOVETZ, W. R.: Gegenwärtige Vorstellungen über den Mechanismus der Erregung und Blockade adrenerger Beta-Rezpetoren im Herzen. In: MOSER K., LUJF, A. (Hrsg.): Beta-Rezeptorenblockade in Klinik und Experiment S. 71. Wien 1968.
— Effects of a new type beta-adrenergic stimulant, oxyfedrine, on cardiac performance, phosphorylase activity and efficiency. In: BERTELLI, A. (ed.): Circulatory drugs. Pharmacological and clinical approach for the detection and evaluation of new circulatory drugs, p. 40. Amsterdam-London-New York 1969.
— FISCHER, G.: Wirkung von Pharmaka auf den Sauerstoffbedarf des normalen und unterkühlten Ratten-Herz-Lungen-Präparates. Naunyn-Schmiedeberg's Arch. exp. Path. Pharmak. **251**, 146 (1965).
KREBS, H. A.: Cyclic processes in living matter. Enzymologia **12**, 88 (1946).
LÄWEN, A., SIEVERS, R.: Experimentelle Untersuchungen über die chirurgisch wichtigen Abklemmungen der großen Gefäße in der Nähe des Herzens unter besonderer Berücksichtigung der Verhältnisse bei der Lungenembolie-Operation nach Trendelenburg. Dtsch. Z. Chir. **94**, 580 (1908).
LAIN, R. F., HESS, M. L., GERTZ, E. W., BRIGGS, F. N.: Calcium uptake activity of canine myocardial sarcoplasmatic reticulum in the presence of anesthetic agents. Circulat. Res. **23**, 597 (1968).
LAM, C. R., GAHAGAN, T., LEPORE, A.: Induced cardiac arrest for intracardial surgical procedures. J. thorac. Surg. **30**, 620 (1955).
— — SERGEANT, C., GREEN, E.: Clinical experiences with induced cardiac arrest during intracardiac surgical procedures. Ann. Surg. **146**, 439 (1957a).
— — — — Experiences in the use of cardioplegia (induced cardiac arrest) in the repair of interventricular septal defects. J. thorac. Surg. **34**, 509 (1957b).
— — MOTA, C., GREEN, E.: Induced cardiac arrest (cardioplegia) in open-heart surgical procedures. Surgery **43**, 7 (1958).
LAMPRECHT, W.: Stoffwechsel, Energetik und regulatorische Mechanismen der Herzmuskelzelle. Verh. dtsch. Ges. Kreisl.-Forsch. **27**, 3 (1961).
LAURENT, D., BOLENE-WILLIAMS, C., WILLIAMS, F. L., KATZ, L. N.: Effects of heart rate on coronary flow and cardiac oxygen consumption. Amer. J. Physiol. **185**, 355 (1956).
LEE, Y. C. P., RICHMAN, H. G., VISSCHER, M. B.: The role of citrate and potassium ions in cardiac arrest. Physiologist **5**, 173 (1962).
— — — Extracellular calcium ion activity and reversible cardiac arrest. Amer. J. Physiol. **210**, 493 (1966).
LEIGHT, L., FAZIO, V. DE, TALMERS, F. N., REGAN, T. J., HELLEMS, H. K.: Coronary blood flow, myocardial metabolism and myocardial oxygen consumption in normal and hyperthyroid human subjects. Circulation **14**, 90 (1956).
LEIPERT, T.: Adaptive Mechanismen des Stoffwechsels im Sauerstoffmangel. Acta neuroveg. **20**, 541 (1960).
LEUNISSEN, R. L. A., PIATNEK-LEUNISSEN, D. A., NAKAMURA, Y., GRIGGS, D. M.: Regional metabolism of the heart during reduced coronary flow. Circulation **34**, Suppl. III, p. 155 (1966).
LEV, M., BIRKNER, M. L., FAROUK, S. J., GRANA, L., LARK, R. G.: Extracorporeal circulation effect on dog's heart. Ultrastructure study. Arch. Path. **79**, 257 (1965).

LILLEHEI, C. W., COHEN, M., GOTT, V. L., VARCO, R. L.: The direct vision correction of calcific aortic stenosis by means of a pump oxygenator and retrograde coronary sinus perfusion. Dis. Chest. **30**, 123 (1956).

— GOTT, V. L., SELLERS, R. D., HODGES, P. C., VARCO, R. L.: Clinical experiences with retrograde perfusion of the coronary sinus for direct vision aortic valve surgery with observations upon use of elective asystole or temprary coronary ischemia. In: ALLAN, J. G. (ed.): Extracorporeal circulation, p. 466. Springfield, Ill. 1958.

LITTLEFIELD, J. B., LOWICKI, E. M., MULLER, W. H., JR.: Experimental left coronary perfusion through an aortotomy during cardiopulmonary bypass. J. thor. cardiovasc. Surg. **40**, 685 (1960).

LOCHNER, W., NASSERI, M.: Über den venösen Sauerstoffdruck, die Einstellung der Koronardurchblutung und den Kohlenhydratstoffwechsel des Herzens bei Muskelarbeit. Pflügers Arch. ges. Physiol. **269**, 407 (1959).

— ARNOLD, G., MÜLLER-RUCHHOLZ, E. R.: Metabolism of the artificially arrested heart and of the gas-perfused heart. Amer. J. Cardiol. **22**, 299 (1968).

LÖHR, B.: Induzierter Herzstillstand bei intracardialen Eingriffen mit künstlichem Kreislauf. Thoraxchirurgie **7**, 123 (1960).

— MEESSEN, H., POCHE, R.: Elektronenmikroskopische Untersuchungen des Herzmuskels vom Hund beim experimentellen Herzstillstand durch Kaliumcitrat und Anoxie. Arch. Kreisl.-Forsch. **33**, 108 (1960).

LOHR, B., BRAUN, U., HELLBERG, K., SPIECKERMANN, P. G., NORDECK, E.: Intramyokardialer pH-Verlauf während verschiedener Formen des künstlichen Herzstillstands. Pflügers Arch. ges. Physiol. **319**, R 15 (1970).

— KNOLL, D., NORDECK, E., SPIECKERMANN, P. G.: Intramyokardialer pH-Wert als Indikator für die Wiederbelebbarkeit des künstlich stillgestellten Herzens. Langenbecks Arch. klin. Chir. **329**, R 228 (1971).

LOOGEN, F., BOSTROEM, B., GLEICHMANN, U., KREUZER, H.: Assistierte Zirkulation. Mechanical assistance of the circulation. Stuttgart 1967.

LOWRY, O. H., GILLIGAN, D. R., HASTINGS, A. B.: Histochemical changes in myocardium of dogs following experimental temperary coronary arterial occlusion. Amer. J. Physiol. **136**, 474 (1942).

— PASSONEAU, J.V.: Kinetic evidence for multiple binding sites on phosphofructokinase. J. biol. Chem. **241**, 2268 (1966).

LUCHI, R. J., KRITCHNER, E. M.: Drug effects on cardiac myosin adenosine triphosphatase activity. J. Pharmacol. exp. Ther. **158**, 540 (1967).

LÜBBERS, D. W.: Intercapillärer O_2-Transport und intracelluläre Sauerstoffkonzentration. In: Biochemie des Sauerstoffs. 19. Colloquium der Gesellschaft für biologische Chemie, S. 67. Mosbach (Baden) 1968. Berlin-Heidelberg-New York: Springer 1968.

LÜLLMANN, H., HOLLAND, W.: Influence of ouabain on an exchangeable calcium fraction, contractile force, and resting tension of guinea-pig atria. J. Pharmacol. exp. Ther. **137**, 186 (1962).

MÄURER, W., ISSELHARD, W., HINZEN, D., MEISSNER, O., DE VREESE, A.: Energiereiche Phosphate im Kaninchenherzen während und nach Adenosininfusion in vivo. Pflügers Arch. ges. Physiol. **307**, R 22 (1969).

MAGNUS, R.: Die Thätigkeit des überlebenden Säugetierherzens bei Durchströmung mit Gasen. Arch. exp. Path. Pharmacol. **47**, 200 (1902).

MANSOUR, T. E.: Studies on heart phosphofructokinase. Purification inhibitio and activation. J. biol. Chem. **238**, 2285 (1963).

MASON, T. D., BRAUNWALD, E.: Digitalis: New facts about an old drug. Amer. J. Cardiol. **22**, 151 (1968).

MATTHEW, S. A., JACKSON, D. E.: The action of magnesium sulphate upon the heart and the antagonistic action of some other drugs. Amer. J. Physiol. **19**, (1907).

MAYER, S. E., NAUM, D. H., RICE, L.: Effect of glucagon on cyclic 3′,5′-AMP, phosphorylase activity and contractility of heart muscle of the rat. Circulat. Res. **26**, 225 (1970).

MCFARLAND, J. A., THOMAS, L. B., GILBERT, J. W., MORROW, A. G.: Myocardial necrosis following elective cardiac arrest induced with potassium-citrate. J. thorac. cardiovasc. Surg. **40**, 200 (1960).

MCKEEVER, W. P., GREGG, D. E., CANNEY, P. C.: Oxygen uptake of the nonworking left ventricle. Circulat. Res. **6**, 612 (1958).

MEESSEN, H.: Morphologische Grundlagen der akuten und der chronischen Myokard-Insuffizienz. Verh. dtsch. Ges. Path. **51**, 31 (1967).

— Morphologische Befunde bei Herzinsuffizienz und künstlichem Herzstillstand. Thoraxchirurgie **11**, 183 (1963).

— Strukturelle Veränderungen nach Herzstillstand und Herzstillegung. Verh. dtsch. Ges. Kreisl.-Forsch. **30**, 34 (1964).

— Die phathologische Anatomie der Herzinsuffizienz. In: Kreislaufmessungen, S. 9. 5. Freiburger Colloquium 1965. München-Gräfelfing 1966.

— POCHE, R.: Pathomorphologie des Myokards. In: BARGMANN, W., DOERR, W.: Das Herz des Menschen, Bd. II, S. 644. Stuttgart 1963.

MELROSE, D. G., DREYER, B., BENTALL, H. H., BAKER, J. B. E.: Elective cardiac arrest: Preliminary communication. Lancet II, 21 (1955).

MENDLER, N., SEBENING, F., THEOBALD, K. P.: Die Wirkung von Kalium-Magnesium-Aspartat auf den Energiestoffwechsel im ischämischen Myokard. In: BEER, R., FINSTERER, U. (Hrsg.): Biochemische Eigenschaften und Möglichkeiten der klinischen Anwendung von Kalium-Magnesium-Aspartat. Arzneimittel-Forsch., 22. Beiheft, S. 66. Aulendorf (Württ.) 1971.

MERGUET, H., ISSELHARD, W., LÖHR, B., ABU-NAAJ, F.: Stoffwechselveränderungen im menschlichen Herzen bei künstlichem Herzstillstand. Thoraxchirurgie **11**, 351 (1964).

MERRITT, D. H., SEALY, W. C., YOUNG, W. G., JR., HARRIS, J. S.: Potassium, magnesium and neostigmine for controlled cardioplegia: evaluation with isolated perfused cat heart. Arch. Surg. **76**, 365 (1958).

MICOZZI, P., CORTESINI, G., PEZZOLI, G., PASANISI, A.: La perfusione retrograda del circolo coronario con sangue a bassa temperatura nella chirurgia sperimentale della valvola aortica in circulazione extracorporea. Arch. Chir. Thorace **13**, 429 (1959).

MILLER, B. J., GIBBON, J. H., JR., GRECO, V. F., COHEN, C. H., ALLBRITTEN, F. F.: The use of a vent for the left ventricle as a means of avoiding air embolism to the systemic circulation during open cardiotomy with the maintenance of the cardio-respiratory function of animal by a pump oxygenator. Surg. Forum **4**, 29 (1954).

MILNES, R. F., WOUDE, R. V., SLOAN, H.: Extended asystole. Arch. Surg. **77**, 13 (1958).

MINES, G. R.: On functional analysis by the action of electrolytes. J. Physiol. **46**, 188 (1913).

MÖLBERT, E.: Die Herzmuskelzelle nach akuter Oxydationshemmung im elektronenmikroskopischen Bild. Beitr. Path. Anat. **118**, 421 (1958).

— Die Orthologie und Pathologie der Zelle im elektronenmikroskopischen Bild. Hdb. allg. Path., Bd. II/5, S. 238. Berlin-Heidelberg-New York: Springer 1968.

MONROE, R. G., FRENCH, G.: Ventricular pressure-volume relationship and oxygen consumption in fibrillation and arrest. Circulat. Res. **8**, 260 (1960).

MOULDER, P. V., THOMPSON, R. G., SMITH, C. A., STEGEL, B. L., ADAMS, W. E.: Cardiac surgery with hypothermia and acetylcholine. J. thorac. Surg. **32**, 360 (1956).

MÜLLER-RUCHHOLZ, E. R., ARNOLD, G., MIESSNER, E., LOCHNER, W.: Metabolitgehalt und Herzarbeit bei Durchströmung der Coronargefäße mit gasförmigen und flüssigen Medien. Pflügers Arch. ges. Physiol. **294**, R 4 (1967).

MULDER, A. G., ONACHI, A., REBARD, B. T.: Content of inorganic and high energy phosphates, potassium, sodium, lactate and glycogen in different areas of the dog heart. Amer. J. Physiol. **186**, 309 (1956).

NAKAE, S., WEBB, W. R., SALYER, K. E., UNAL, M. O., COOK, W. A., DODDS, R. P., WILLIAMS, G. T.: Extended survival of the normothermic anoxic heart with metabolic inhibitors. Ann. thorac. Surg. **3**, 37 (1967).

NASSERI, M.: Praktische Erfahrungen mit Magnesiumaspartat in der offenen Herzchirurgie. Kolloquium über Kalium-Magnesium-Aspartat, Hamburg 1971.

NAYLER, W. G.: The action of fluothane, chloroforme and hypothermia on the heart. Aust. J. exp. Biol. med. Sci. **37**, 279 (1959).

NEAL, H., DEMPSEY, P. J., COOPER, T.: Myocardial oxygen consumption following chronic cardiac denervation. Amer. J. Cardiol. **218**, 475 (1970).

NIHEI, T., NODA, L., MORALES, M. F.: Kinetic properties and equilibrium constant of the adenosine triphosphate-creatine transphosphorylase-catalyzed reaction. J. biol. Chem. **236**, 3203 (1961).

NUNN, D. D., BELISLE, C. A., LEE, W. H., JR., PARKER, E. F.: A comparative study of aortic occlusion alone and of potassium citrate arrest during cardiopulmonary bypass. Surgery **45**, 848 (1959).

NYSTEN, P. H.: Recherches de physiologie et de chimie pathologique pour faire suite à celles de Bichat sur la vie et la mort. Paris 1811.

OCHOA, S.: Efficiency of aerobic phosphorylation in cellfree heart extracts. J. biol. Chem. **151**, 493 (1943).

OPIE, L. H.: Effect of extracellular pH on function and metabolism of isolated perfused rat heart. Amer. J. Physiol. **209**, 1075 (1965).

OPITZ, E.: Energieumsatz des Gehirns in situ unter aeroben und anaeroben Bedingungen, S. 66. 3. Colloquium der Gesellschaft für physiologische Chemie, Mosbach (Baden). Berlin-Göttingen-Heidelberg: Springer 1952.

— SCHNEIDER, M.: Über die Sauerstoffversorgung des Gehirns und den Mechanismus von Mangelwirkungen. Ergebn. Physiol. **46**, 126 (1950).

— THEWS, G.: Einfluß von Frequenz und Faserdicke auf die Sauerstoffversorgung des menschlichen Herzmuskels. Arch. Kreisl.-Forsch. **18**, 137 (1952).

ORELLANO, L. E., GREBE, D., BRETSCHNEIDER, H. J.: Fortlaufende Messung der Kalium-Natriumverluste des Myokards während eines Herzstillstandes durch Koronarperfusion mit natriumarmen, calciumfreien, procainhaltigen, sauersauerstoffgesättigten kardioplegischen Lösungen. Arch. Kreisl.-Forsch. **53**, 264 (1967).

ORIAS, O.: The dynamic changes in the ventricles following ligation of the ramus descendens anterior. Amer. J. Physiol. **100**, 629 (1932).

PAES DE CARVALHO, A.: Role of potassium ions in the electrophysiological behavior of mammalian cardiac muscle. In: BAJUSZ, E. (ed.): Electrolytes and cardiovascular diseases. Vol. I, p. 55. Basel-New York 1965.

PALADINI, A. C., CAPUTTO, R., LELOIR, L. F., TRUCCO, R. E., CARDINI, C. E.: The enzymatic synthesis of glucose-1,6-diphosphate. Arch. Biochem. **23**, 55 (1949).

PARMEGGIANI, A., BOWMAN, R. H.: Regulation of phosphofructokinase activity by citrate in normal and diabetic muscle. Biochem. biophys. Res. Commun. **12**, 268 (1963).

PAUL, M. H., THEILEN, E. O., GREGG, D. E., MARSH, J. B., CASTEN, G. G.: Cardiac metabolism in experimental ventricular fibrillation. Circulat. Res. **2**, 573 (1954).

PAULUSSEN, F., HÜBNER, G., GREBE, D., BRETSCHNEIDER, H. J.: Die Feinstruktur des Herzmuskels während einer Ischämie mit Senkung des Energiebedarfes durch spezielle Kardioplegie. Klin. Wschr. **46**, 165 (1968).

— — — — Feinstrukturelle Untersuchungen des Herzmuskels während einer speziellen Kardioplegie mit Ischämie und Senkung des Energiebedarfs. Verh. dtsch. Ges. Path. **52**, 504 (1968b).

— — BRETSCHNEIDER, H. J., SPIECKERMANN, P. G.: Cardiac fine structure, energy rich phosphates and viability of the dog heart during a prolonged ischemia induced by a special form of cardioplegia, p. 165. Abstr. 7th Int. Congr. Int. Acad. Pathol., Milan 1968 (c).

PENEFSKY, H. S., WARNER, R. C.: Partial resolution of the enzymes catalyzing oxidative phosphorylation. VI. Studies on the mechanism of cold inactivation of mitochondrial adenosine triphosphatase. J. biol. Chem. **240**, 4694 (1965).

PENPARGKUL, S., SCHEUER, J.: Metabolic comparisons between hearts arrested by calcium deprivation or potassium excess. Amer. J. Physiol. **217**, 1405 (1969).

PICK, E. P.: Über das Primum und Ultimum moriens im Herzen. Klin. Wschr. **3**, 662 (1924).

PISKORZ, A., ZAWILSKI, J.: Experimentelle Untersuchungen über induzierte Unterbrechungen der Herztätigkeit. Thoraxchirurgie **6**, 384 (1959).

POCHE, R., OHM, H. G.: Lichtmikroskopische, histochemische und elektronenmikroskopische Untersuchungen des Herzmuskels vom Menschen nach induziertem Herzstillstand. Arch. Kreisl.-Forsch. **41**, 86 (1963).

PODLESCH, I., ZINDLER, M.: Erste Erfahrungen mit dem Phencyclidinderivat Ketamine (CI-581), einem neuen intravenösen und intramuskulären Narkosemittel. Anaesthesist **16**, 299 (1967).

POGSON, C. J., RANDLE, P. J.: The control of rat-heart phosphofructokinase by citrate and other regulators. Biochem. J. **100**, 683 (1966).

POOL, P. E.: The chemical energetics of heart muscle. In: TANZ, R. D., KAVALER, F., ROBERTS, J. (ed.): Factors influencing myocardial contractility, p. 417. New York-London 1967.

— SPANN, J. F., BUCCINO, R., SONNENBLICK, E., BRAUNWALD, E.: Myocardial high energy phosphate stores in cardiac hypertrophy and heart failure. Circulat. Res. **21**, 365 (1967).

PORTER, W. T.: One the ligation of the coronary arteries. J. Physiol. **15**, 121 (1894).

PORTER, K. R., BONNEVILLE, M. A.: An introduction to the fine structure of cells and tissues. Philadelphia 1964.

PRINZMETAL, M., SCHWARTZ, L. L., CORDAY, E., SPRITZLER, R., BERGMAN, H. C., KRUGER, H. E.: Studies on the coronary circulation. VI. Loss of myocardial contractility after coronary artery occlusion. Ann. intern. Med. **31**, 429 (1949).

— TOYOSHIMA, H., EKMEKCI, A., MIZUNO, Y., NAGAYA, T.: Myocardial ischemia. Nature of ischemic electrocardiographic patterns in the mannualian ventricle as determined by intracellular electrocardiographic and metabolic changes. Amer. J. Cardiol. **8**, 493 (1961).

RACKER, E.: Mechanism in bioenergetics. Academic Press, New York-London 1965.

RAVENTOS, J.: Action of Fluothane – a new volatile anaesthetic. Brit. J. Pharmacol. **11**, 394 (1956).

RAY, J. W., ROSCELLI, G. A.: A kinetic study of the phosphoglucomutase pathway. J. biol. Chem. **239**, 1228 (1964).

Redo, S. F., Porter, B. Y.: The role of the lack of oxygen in irreversible cardiac arrest. Surg. Gynec. Obstet. **109**, 431 (1959).

Reichel, H.: Physiologische Grundlagen des künstlichen Herzstillstandes. Thoraxchirurgie **9**, 45 (1961).

Reidemeister, J. C., Gehl, H., Spieckermann, P. G., Orellano, L. E.: Untersuchung der Kardioplegie durch extrazellulären Natrium- und Kalziumentzug und Novocaingabe im Überlebensversuch am Hund. Langenbecks Arch. klin. Chir. **313**, 1043 (1965).

— Rau, G., Grebe, D., Orellano, L. E.: Elektrokardiographische Befunde nach Kardioplegie durch extrazellulären Natrium- und Kalziumentzug und Procaingabe im Überlebensversuch beim Hund, verglichen mit anderen Herzstillstandsmethoden. Arch. Kreisl.-Forsch. **58**, 73 (1969).

Repke, K.: Über den biochemischen Wirkungsmodus von Digitalis. Klin. Wschr. **42**, 157 (1964).

Reynolds, E. S.: Liver parenchymal cell injury. III. Nature of calcium-associated electron opaque messes in rat liver mitochondria following poisoning with carbon tetrachloride. J. Cell. Biol. **25**, 53 (1965).

— Chemical dissection of intramitochondrial calcium deposits in livers of carbon tetrachloride-poisened rats. J. Cell. Biol. **27**, 84 A (1965).

Riberi, A., Shumaker, H. B.: Elective cardiac arrest under moderate hypothermia. Ann. Surg. **148**, 21 (1958).

Richardson, J. A., Woods, E. F., Richardson, A. K.: Plasma concentrations of epinephrine and norepinephrine during anesthesia. J. Pharmacol. exp. Ther. **119**, 378 (1957).

Ringers, S.: Further contribution regarding influence of different constituents of blood on·contraction of heart. J. Physiol. (Lond.) **4**, 29 (1883).

Roberts, W. C., Morrow, A. G.: Anatomic studies of hearts containing caged-ball prosthetic valves. Johns Hopk. med. J. **121**, 271 (1967).

Roe, B. B.: A simple device to foulitate coronary artery perfusion. Surgery **44**, 554 (1958).

— Prosthetic aortic valve: current status. Dis. Chest. **46**, 480 (1964).

Rohde, E.: Stoffwechseluntersuchungen am überlebenden Warmblüterherzen. I. Mitteilung: Zur Physiologie des Herzstoffwechsels. Hoppe-Seylers Z. physiol. Chem. **68**, 181 (1910).

Rottler, W.: Über die postischämische Insuffizienz überlebender Zellen und Organe, ihre Erholungszeit und die Wiederbelebungszeit nach Kreislaufunterbrechung. Thoraxchirurgie **6**, 107 (1958/59).

Rowe, G. G., Castillo, C. A., Maxwell, G. M., Crumpton, C. W.: Comparison of systemic and coronary hemodynamics in the normal human male and female. Circulat. Res. **7**, 728 (1959).

Rusch, H.: Experimentelle Studien über die Ernährung des isolierten Säugetierherzens. Pflügers Arch. ges. Physiol. **73**, 533 (1898).

Russel, R. A., Crafoord, J., Harris, A. S.: Changes in myocardial composition after coronary artery ligation. Amer. J. Physiol. **200**, 995 (1961).

Sabiston, D. C., jr., Talbert, J. L., Riley, L. H., Blalock, A.: Maintenance of the heart beat by perfusion of the coronary circulation with gaseous oxygen. Ann. Surg. **150**, 361 (1959).

Salisbury, P. F., Morgenstern, L., Hyman, M. M., State, D.: Prolonged surgical exposure of the aortic valve with perfusion of the systemic circulation; with or without retrograde and antegrade perfusion of the myocardium. Trans. Amer. Soc. artif. intern. Org. **2**, 58 (1956).

— Bor, N., Lewin, R. J., Rieben, P. A.: Effects of partial and of total heart-lung bypass on the heart. J. appl. Physiol. **14**, 458 (1959a).

SALISBURY, P. F., MORGENSTERN, L., HYMAN, M. M., STATE, D., CROSS, C. E.: Effect of partial and of total heart-lung bypass on the circulation. Trans. Amer. Soc. artif. intern. Org. **5**, 197 (1959b).

SARNOFF, S. J., BRAUNWALD, E., WELCH, G. H., JR., CASE, R. B., STAINBY, W. N., MACRUZ, R.: Hemodynamic determinants of oxygen consumption on the heart with special reference to the tension time index. Amer. J. Physiol. **192**, 148 (1958).

SAYEN, J. J., SHELDON, W. F., PEIRCE, G., KUO, P. T.: Motion picture studies of ventricular muscle dynamics in experimental localized ischemic, correlated with myocardial oxygen tension and electrocardiograms. J. clin. Invest. **33**, 962 (1954).

— — — — Polarographic oxygen, the epicardial electrocardiogram and muscle concentration in experimental acute regional ischemia of the left ventricle. Circulat. Res. **6**, 779 (1958).

SCHAPER, W. K. A., JAGENEAU, A. H. M., BOGAARD, J. M.: Hemodynamic and respiratory responses to dehydrobenzperidol, a potent neuroleptic compound in intact anesthetized dogs. Arzneimittel-Forsch. (Drug Res.) **13**, 316 (1963).

SCHAUDIG, A., BORST, H. G.: Anwendungsmöglichkeiten und Technik der Kardioplegie bei Herzeingriffen. Internist **6**, 546 (1965).

SCHLOSSER, V.: Die postischämische Sofortsuffizienz des Warmblüterherzens und ihre pharmakologische Beeinflussung. Bruns' Beitr. clin. Chir. **211**, 306 (1965).

SCHNEIDER, M.: Über die Wiedeıbelebung nach Kreislaufunterbrechung. Thoraxchirurgie **6**, 95 (1958).

— Die Wiederbelebungszeit verschiedener Organe nach Ischämie. Langenbecks Arch. klin. Chir. **308**, 252 (1964).

SCHOEN, H. R.: Vergleichende tierexperimentelle Untersuchungen zur Verlängerung der Wiederbelebungszeit von Herz und Gesamtorganismus in Normothermie und pharmakologische Vorbehandlung. Arch. Kreisl.-Forsch. **57**, 1 (1968).

SCHOLZ, R., BÜCHER, T.: Hemoglobin-free perfusion of rat liver. In: CHANCE, B., ESTABROOK, R. W., WILLIAMSON, J. R. (ed.): Control of energy metabolism, p. 393. Acad. Press, New York-London 1965.

SEALY, W. C., YOUNG, W. G., JR., HARRIS, J. S., MERRITT, D.: Potassium, magnesium, prostigmine solution for induced cardiac arrest; laboratory and clinical observations on this method during extracorporeal circulation and hypothermia. Trans. Amer. Soc. artif. intern. Org. **3**, 19 (1957).

— — BROWN, J. W., JR., LESAGE, A., CALLAWAY, H. H., JR., HARRIS, J. S., MERRITT, D. H.: Potassium, magnesium and neostigmine for controlled cardioplegia; studies on the dog using extracorporeal circulation and hypothermia. Arch. Surg. **77**, 33 (1958).

SEBENING, F., TRAUTSCHOLD, I.: Myocardstoffwechseluntersuchungen während des anoxischen Herzstillstandes beim Menschen. Langenbecks Arch. klin. Chir. **301**, 654 (1962).

— ENERSON, D. M., NEVILLE, J. F.: Über die anoxische Rezirkulation des Coronarblutes. Arzneimittel-Forsch. **13**, 636 (1963).

— BORST, H. G., SANGUINETTI, F. A., TRAUTSCHOLD, J.: Coronarfluß und Stoffwechsel des flimmernden Herzens unter dem Einfluß akuter Überdehnung. Arch. klin. Chir. **308**, 696 (1964).

SENNING, A.: Ventricular fibrillation during extracorporeal circulation used a method to prevent air embolism and to facilitate intracardiac operations. Acta Chir. Scand. Suppl. **171**, 1 (1952).

— Ventricular fibrillation during extracorporeal circulation. Acta chir. scand. **105**, 390 (1953).

SENNING, A.: Ventricular fibrillation during hypothermia, used as a method to facilitate intracardiac operations. Acta chir. scand. **109**, 303 (1955).

— Klinische und experimentelle Erfahrungen bei der selektiven Coronarperfusion Langenbecks Arch. klin. Chir. **319**, 631 (1967).

SERGEANT, C., GAHAGAN, T., LAM, C. R.: Further studies on induced cardiac arrest using the agent acetylcholine. Surg. Forum **7**, 254 (1957).

SHIMOSATO, S., GAMBLE, C., LI, T. H., ETSTEN, B. E.: Ventricular function in predigitalized dogs during halothane anesthesia. Fed. Proc. **21**, 329 (1962).

SHUMWAY, N. E., GLIEDMAN, M. L., LEWIS, F. J.: Coronary perfusion for longer periods of cardiac occlusion under hypothermia. J. thor. Surg. **30**, 598 (1955).

— LOWER, R. R., STOFFER, C.: Selective hypothermia of the heart in anoxic cardiac arrest. Surg. Gynec. Obstet. **109**, 750 (1959).

— Forward versus retrograde coronary perfusion for direct vision surgery of acquired aortic valvular disease. J. thorac. cardiovasc. Surg. **38**, 75 (1959).

SIDBURY, J. B., ROSENBERG, L. L., NAJJAR, V. A.: Muscle glucose-1-phosphate transphosphorylase. J. biol. Chem. **222**, 89 (1956).

SILVER, M. D., WIGLE, E. D., TRIMBLE, A. S., BIGELOW, W. G.: Jatrogenic coronary ostial stenosis. Arch. Path. **88**, 73 (1969).

SMITH, F. M.: The ligation of coronary arteries with ecg studies. Arch. intern. Med. **22**, 8 (1918).

SMITH, P. K., WINKLER, A. W., HOFF, H. E.: Electrocardiographic changes and concentration of magnesium in serum following intravenous injection of magnesium salts. Amer. J. Physiol. **126**, 720 (1939).

SOLAND, D. Y.: The effect of potassium on the excitability and resting metabolism of frog muscle. J. Physiol. **86**, 162 (1936).

SØNDERGAARD, T.: SENN, A.: Klinische Erfahrungen mit der Kardioplegie nach Bretschneider. Langenbecks Arch. klin. Chir. **319**, 661 (1967).

SONES, F. M., JR.: Results of open-heart surgery with elective cardiac arrest by potassium citrate in patients with congenital and acquired heart disease. Dis. Chest. **34**, 299 (1958).

SONNENBLICK, E. H.: The determinants of O_2 consumption of the heart. In: REINDELL, H., KEUL, J., DOLL, E.: Herzinsuffizienz. Pathophysiologie und Klinik, S. 271–277. Stuttgart: Georg Thieme 1968.

SONNTAG, H., KETTLER, D., HEISS, H. W., TAUCHERT, M., REGENSBURGER, D., PASCHEN, K., BRETSCHNEIDER, H. J.: Coronardurchblutung und myokardialer Sauerstoffverbrauch bei Patienten unter Ketamine. Kongreß Bern 1971. Anaesthesie und Wiederbelebung (im Druck).

SOUHRADA, J., MRZENA, B., RAKUŠAN, K., ZAJIC, F., POUPA, O.: Acute anoxia of heart muscle in a heart-lung preparation. The effect of pH an pCO_2 of the perfused blood. Physiol. bohemoslov. **17**, 541 (1968).

SPANN, J. R., JR., SONNENBLICK, E. H., COOPER, T., CHIDSEY, C. A., WILLMAN, W. L., BRAUNWALD, E.: Cardiac norepinephrine stores and the contractile state of heart muscle. Circulat. Res. **19**, 317 (1966).

SPEICHER, L. E., FERRIGAN, L., WOLFSON, S. K., JR., YALAV, E. H., RAWSON, M. J.: Cold injury of myocardium and pericardium in cardiac hypothermia. Surg. Gynec Obstet. **114**, 659 (1962).

SPIECKERMANN, P. G., HELLBERG, K., KETTLER, D., REPLOH, H. D., STRAUER, B.: Hemmung der coronardilatierenden Wirkung von Adenosin, Dipyridamol, Hexobendin und ASTA C 4898 durch Aminophyllin (Theophyllin-Äthylendiamin). Pflügers Arch. ges. Physiol. **312**, 15 (1969).

SPIECKERMANN, P. G., BRÜCKNER, J., EBERLEIN, H. J., GREBE, D., KÜBLER, W., LOHR, B., BRETSCHNEIDER, H. J.: The influence of barbiturates, halothane, and the combination of droperidol and fentanyl on the metabolism of high-energy phosphates in the ischemic dog heart. Progress in Anaesthesiology, 4th World Congr. Anaesth. 1968 Excerpta Medica Intern. Congr. Ser. 200, 738.

— BRAUN, U., HELLBERG, K., KETTLER, D., LOHR, B., NORDECK, E., BRETSCHNEIDER, H. J.: Überlebens- und Wiederbelebungszeit des Herzens während verschiedener Narkosen: Stoffwechsel der energiereichen Phosphate im normothermen ischämischen Myokard. 3. Europ. Kongr. Anaesthesiologie, Prag 1970 (im Druck).

STRAUER, B. E., REPLOH, H. D., BRETSCHNEIDER, H. J.: Hämodynamische Parameter zur Abschätzung des Sauerstoffverbrauches und der Koronardurchblutung des linken Ventrikels. Untersuchungen am naroktisierten, intakten Hund. Pflügers Arch. ges. Physiol. **312**, 20 (1969).

SUGAR, O., GERARD, R. W.: Anoxia and brain potentials. J. Neurophysiol. **1**, 558 (1938).

SUTHERLAND, E. W., RALL, T. W.: The relation of adenosine-3', 5'-phosphate and phosphorylase to the actions of catecholamines and other hormones. Pharmacol. Rev. **12**, 265 (1960).

SZAPPANYOS, G., BEAUMANOIR, A., GEMPERLE, G. GEMPERLE, M., MORET, P.: The effect of ketamine (CJ-581) on the cardiovascular and central nervous system. In: KREUSCHER, H. (ed.): Ketamine, S. 70–92. Berlin-Heidelberg-New York: Springer 1969.

SZEKERES, L., SCHEIN, M.: Cell metabolism of the overloaded mammalian heart in situ. Cardiologia **34**, 19 (1959).

TALBERT, J. T., RILEY, L. H., JR., SABISTON, D. C., JR., BLALOCK, A.: Retrograde perfusion of the coronary sinus with gaseous oxygen. Ann. Surg. **26**, 189 (1960).

TATOOLES, J. C., RANDALL, W. C.: Local ventricular bulging after acute coronary occlusion. Amer. J. Physiol. **201**, 451 (1961).

TENNANT, R., WIGGERS, C. J.: The effect of coronary occlusion on myocardial contraction. Amer. J. Physiol. **112**, 351 (1935).

THAUER, R., BRENDEL, W.: Hypothermie. Progr. Surg. **2**, 73 (1962).

THEMANN, H.: Elektronenoptische Untersuchungen über das Glykogen im Zellstoffwechsel. Stuttgart 1963.

TRABER, D. L., WILSON, R. D., PRIANO, L. L.: Blockade of the hypertensive response to ketamine. Anesth. Analg. Curr. Res. **40**, 420 (1970).

THORN, W.: Metabolitkonzentrationen im Herzmuskel unter normalen hypoxischen und anoxischen Bedingungen. Verh. dtsch. Ges. Kreisl.-Forsch. **27**, 76 (1961).

TSIFUTIS, A., BURTON, R. M., GOLDRING, D.: The effect of hypothermia and anoxia upon oxygen consumption and contractility of human and rat heart muscle. Amer. Heart J. **79**, 88 (1970).

UNDERWOOD, A. H., NEWSHOLME, E. A.: Properties of phosphofructokinase from rat liver and their relation to the control of glycolysis and gluconeogenesis. Biochem. J. **95**, 868 (1965).

URSCHEL, H. C., GREENBERG, J. J., HUFNAGEL, C. A.: Elective cardioplegia by local cardiac hypothermia. New Engl. J. Med. **261**, 1330 (1959).

VAUGHAN WILLIAMS, E. M., WHYTE, J. M.: Chemosensitivity of cardiac muscle. J. Physiol. **189**, 119 (1967).

VIGNAIS, P. M., VIGNAIS, P. V., LEHNINGER, A. L.: A heat-stable factor required for contraction of pretreated mitochondria. J. biol. Chem. **239**, 2002 (1964).

VOGELL, W.: Struktur und funktionelle Biochemie der Mitochondrien. In: Funktionelle und morphologische Organisation der Zelle, S. 57. Wiss. Konferenz d. Ges. Dtsch. Naturforscher u. Ärzte in Rottach-Egern. Berlin-Göttingen-Heidelberg: Springer 1963.

– VOSS, R., SCHOEN, H. R., BECKER, W. H.: Elektronenmikroskopische und cytochemische Befunde am Papillarmuskel des Kaninchenherzens nach Sauerstoffentzug. Acta histochem. (Jena) **19**, 234 (1964).

WARBURG, O.: Wasserstoffübertragende Fermente. Verlag Dr. W. Saenger, Berlin 1948.

WASSERMAN, F., WALCOTT, M. R., WHERRY, C. G., BRODSKY, L.: Comparative effect of 15 % potassium chloride and 30 % potassiumcitrate in resuscitation from ventricular fibrillation following acute myocardial infarction; and experimental study. J. thorac. cardiovasc. Surg. **38**, 30 (1959).

WEBB, W. R., JONES, F. X., SUGG, W. L.: Magnesium transmembrane potentials. Fed. Proc. **27**, 579 (1968).

– SUGG, W. L., ECKER, R. R.: Heart preservation and transplantation. Experimental and clinical studies. Amer. J. Cardiol. **22**, 820 (1968).

WEBB, W. E.: Cardiac preservation. Current methods. Cryobiology **5**, 423 (1969).

WEIDMANN, S.: Effects of calcium ions and local anaesthetics on electrical properties of Purkinje fibres. J. Physiol. **129**, 568 (1955).

WEIDMANN, S.: Elektrophysiologie der Herzmuskelfaser. Sammlung innere Medizin und ihre Grenzgebiete Bd. 9. Bern-Stuttgart 1956.

– Allgemeine Elektrophysiologie bei Stillstand und Wiedereinsetzen der Herztätigkeit. Verh. dtsch. Ges. Kreisl.-Forsch. **30**, 1 (1964).

WEISSLER, A. M., KRUGER, F. A., BABA, N., SCARPELLI, D. G., LEIGHTON, R. F., GALLIMORE, J. K.: Role of anaerobic metabolism in the preservation of functional capacity and structure of anoxic myocardium. J. clin. Invest. **47**, 403 (1968).

WESOLOWSKI, S. A., HENNESSEY, J. F., CUBILES, R., WELCH, C. S.: Recovery of the dog's heart after varying periods of ischemia. Surg. Forum **3**, 270 (1953).

WEST, J.W.: Atrial and ventricular force of contraction influenced by intracoronary injections. Amer. J. Physiol. **203**, 1145 (1962).

WHALEN, W. J.: Oxygen consumption and tension of isolated heart muscle during rest and activity using a new technic. Circulat. Res. **5**, 556 (1957).

WHITTEMBURY, G.: Sodium and water transport in kidney proximal tubular cells. J. gen. Physiol. **51**, 303 (1968).

WIGGERS, C. J.: J. exp. Med. **8**, 402 (1950).

WILKIE, D. R.: Muscle. Ann. Rev. Physiol. **28**, 17 (1966).

WILLIAMSON, J. R.: Glycolytic control mechanisms. I. Inhibition of glycolysis by acetate and pyruvate in the isolated perfused rat heart. J. Biol. Chem. **240**, 2308 (1965).

– Metabolic control in the perfused rat heart. In: CHANCE, B., ESTABROOK, J. R., WILLIAMSON, J. R. (ed.): Control of energy metabolism, S. 333. New York-London 1965).

WILLMAN, V. L., NEVILLE, E. C., HANLON, C. R.: Cardiac metabolism associated with open-heart operations. 1. Coronary sinus flow and myocardial oxygen consumption. Surg. Forum **8**, 287 (1958).

– COOPER, T., ZAFIRACOPOULOS, P., HANLON, C. R.: Depression of ventricular function following elective cardiac arrest with potassium citrate. Surgery **46**, 792 (1959).

WINCKLER, A. W., HOFF, H. E., SMITH, P. K.: Electrocardiographic changes and concentration of potassium in serum following intravenous injection of potassium chloride. Amer. J. Physiol. **124**, 478 (1938).

WINTERSTEIN, L.: Über die Sauerstoffatmung des isolierten Säugetierherzens. Z. Physiol. **4**, 333 (1904).

WOLLENBERGER, A.: On the energy-rich phosphate supply of the failing heart. Amer. J. Physiol. **150**, 733 (1947).

— Relation between work and labile phosphate content in the isolated dog heart. Circulat. Res. **5**, 175 (1957).

— Metabolic control characteristics of the acutely ischemic myocardium. Amer. J. Cardiol. **22**, 349 (1968).

—, RISTAU, O., SCHOFFA, G.: Eine einfache Technik der extrem schnellen Abkühlung größerer Gewebsstücke. Pflügers Arch. ges. Physiol. **270**, 399 (1960).

— KRAUSE, E. G.: Thyroid state and the activity of glycogen phosphorylase in ischemic myocardium. Nature **201**, 789 (1964).

— SHAHAB, L.: Anoxia-induced release of Noradrenaline from the isolated perfused heart. Nature **207**, 8 (1965).

— KRAUSE, E. G., SAHAB, L.: Endogenous catecholamine mobilization and the shift to anaerobic energy production in the acutely ischemic myocardium. In: MARCHETTI, G., TACCARDI, B. (ed.): Coronary circulation and energetics of the myocardium, p. 200. Basel-New York 1967.

— — HEIER, G.: Stimulation of 3′, 5′ cyclic AMP formation in dog myocardium following arrest of blood flow. Biochem. biophys. Res. Commun. **36**, 664 (1969)

WOODS, E. F., RICHARDSON, J. A., RICHARDSON, A. K., BOZEMAN, R. F., JR.: Plasma concentrations of epinephrine and arterenol following the actions of various agents on the adrenal. J. Pharmacol. exp. Ther. **116**, 351 (1956).

YABUKI, S., BLANCO, G., IMBRIGLIA, J. E., BENTIVOGLIA, L., BAILEY, C. P.: Time studies of acute, reversible, coronary occlusions in dogs. J. thorac. Surg. **38**, 40 (1959).

YELNOWSKY, J., KATZ, R., DIETRICH, E. V.: A study of some of the pharmacologic actions of droperidol. Toxicol. appl. Pharmacol. **6**, 37 (1964).

YEO, G. F.: An attempt to estimate the gaseous interchange of the frog's heart by means of the spectroscope. J. Physiol. **6**, 93 (1885).

YOUNG, W. G., SEALY, W. C., BROWN, J. W., JR., HERWITT, W. C., JR., CALLAWAY, H. A., JR., MERRITT, D. H., HARRIS, J. S.: A method for controlled cardiac arrest as an adjunct to open heart surgery. J. thorac. Surg. **32**, 604 (1956).

ZIMMER, G., ETTE, H., GECK, P.: Correlations of ATPase activity and ATP levels with structural alterations in rat liver mitochondria during swelling. Nature **221**, 1160 (1969).

ZÖLLER, S.: Klinische Erfahrungen mit einem neuen Narkoseverfahren: Kombination von Piritramid kontrollierter Beatmung mit N_2O–O_2 und Muskelrelaxation. Inauguraldissertation, Göttingen 1972.

Anaesthesiology and Resuscitation · Anaesthesiologie und Wiederbelebung
Anesthésiologie et Réanimation

Erschienene Bände:

1 Resuscitation Controversial Aspects. Chairman and Editor: Peter Safar

2 Hypnosis in Anaesthesiology. Chairman and Editor: Jean Lassner

3 Schock und Plasmaexpander. Herausgegeben von K. Horatz und R. Frey. Vergriffen.

4 Die intravenöse Kurznarkose mit dem neuen Phenoxyessigsäurederivat Propanidid (Epontol©). Herausgegeben von K. Horatz, R. Frey und M. Zindler

5 Infusionsprobleme in der Chirurgie. Unter dem Vorsitz von M. Allgöwer. Leiter und Herausgeber: U. F. Gruber

6 Parenterale Ernährung. Herausgegeben von K. Lang, R. Frey und M. Halmágyi

7 Grundlagen und Ergebnisse der Venendruckmessung zur Prüfung des zirkulierenden Blutvolumens. Von V. Feurstein

8 Third World Congress of Anaesthesiology

9 Die Neuroleptanalgesie. Herausgegeben von W. F. Henschel

10 Auswirkungen der Atemtechnik auf den Kreislauf. Von R. Schorer

11 Der Elektrolytstoffwechsel von Hirngewebe und seine Beeinflussung durch Narkotica. Von W. Klaus

12 Sauerstoffversorgung und Säure-Basenhaushalt in tiefer Hypothermie. Von P. Lundsgaard-Hansen

13 Infusionstherapie. Herausgegeben von K. Lang, R. Frey und M. Halmágyi

14 Die Technik der Lokalanaesthesie. Von H. Nolte

15 Anaesthesie und Notfallmedizin. Herausgegeben von K. Hutschenreuter

16 Anaesthesiologische Probleme der HNO-Heilkunde und Kieferchirurgie. Herausgegeben von K. Horatz und H. Kreuscher

17 Probleme der Intensivbehandlung. Herausgegeben von K. Horatz und R. Frey

18 Fortschritte der Neuroleptanalgesie. Herausgegeben von M. Gemperle

19 Örtliche Betäubung: Plexus brachialis. Von Sir Robert R. Macintosh und W. W. Mushin

20 Anaesthesie in der Gefäß- und Herzchirurgie. Herausgegeben von O. H. Just und M. Zindler

21 Die Hirndurchblutung unter Neuroleptanaesthesie. Von H. Kreuscher

22 Ateminsuffizienz. Von H. L'Allemand

23 Die Geschichte der chirurgischen Anaesthesie. Von Thomas E. Keys

24 Ventilation und Atemmechanik bei Säuglingen und Kleinkindern unter Narkosebedingungen. Von J. Wawersik

25 Morphinartige Analgetica und ihre Antagonisten. Von Francis F. Foldes, Mark Swerdlow, and Ephraim S. Siker

26 Örtliche Betäubung: Kopf und Hals. Von Sir Robert R. Macintosh und M. Ostlere

27 Langzeitbeatmung. Von Ch. Lehmann

28 Die Wiederbelebung der Atmung. Von H. Nolte

29 Kontrolle der Ventilation in der Neugeborenen- und Säuglingsanaesthesie. Von U. Henneberg

30 Hypoxie. Herausgegeben von R. Frey, K. Lang, M. Halmágyi und G. Thews

31 Kohlenhydrate in der dringlichen Infusionstherapie. Herausgegeben von K. Lang, R. Frey und M. Halmágyi

32 Örtliche Betäubung: Abdominal-Chirurgie. Von Sir Robert R. Macintosh und R. Bryce-Smith

33 Planung, Organisation und Einrichtung von Intensivbehandlungseinheiten am Krankenhaus. Herausgegeben von H. W. Opderbecke

34 Venendruckmessung. Herausgegeben von M. Allgöwer, R. Frey und M. Halmágyi

35 Die Störungen des Säure-Basen-Haushaltes. Herausgegeben von V. Feurstein

36 Anaesthesie und Nierenfunktion. Herausgegeben von V. Feurstein

37 Anaesthesiologie und Kohlenhydratstoffwechsel. Herausgegeben von V. Feurstein

38 Respiratorbeatmung und Oberflächenspannung in der Lunge. Von H. Benzer

39 Die nasotracheale Intubation. Von M. Körner

40 Ketamine. Herausgegeben von H. Kreuscher

41 Über das Verhalten von Ventilation, Gasaustausch und Kreislauf bei Patienten mit normalem und gestörtem Gasaustausch unter künstlicher Totraumvergrößerung. Von O. Giebel

42 Der Narkoseapparat. Von P. Schreiber

43 Die Klinik des Wundstarrkrampfes im Lichte neuzeitlicher Behandlungsmethoden. Von K. Eyrich

44 Der primäre Volumenersatz mit Ringerlactat. Von A. O. Tetzlaff. Vergriffen.

45 Vergiftungen: Erkennung, Verhütung und Behandlung. Herausgegeben von R. Frey, M. Halmágyi, K. Lang und P. Oettel

46 Veränderungen des Wasser- und Elektrolythaushaltes durch Osmotherapeutika. Von M. Halmágyi

47 Anaesthesie in extremen Altersklassen. Herausgegeben von K. Hutschenreuter, K. Bihler und P. Fritsche

48 Intensivtherapie bei Kreislaufversagen. Herausgegeben von S. Effert und K. Wiemers

49 Intensivtherapie beim akuten Nierenversagen. Herausgegeben von E. Buchborn und O. Heidenreich

50 Intensivtherapie beim septischen Schock. Herausgegeben von F. W. Ahnefeld und M. Halmágyi

51 Prämedikationseffekte auf Bronchialwiderstand und Atmung. Von L. Stöcker

52 Die Bedeutung der adrenergen Blockade für den haemorrhagischen Schock. Von G. Zierott

53 Nomogramme zum Säure-Basen-Status des Blutes und zum Atemgastransport. Herausgegeben von G. Thews

54 Der Vena Cava-Katheter. Von C. Burri und D. Gasser

55 Intensivbehandlung und ihre Grenzen. Herausgegeben von K. Hutschenreuter und K. Wiemers

56 Anaesthesie bei Eingriffen an endokrinen Organen und bei Herzrhythmusstörungen. Herausgegeben von K. Hutschenreuter und M. Zindler

57 Das Ultrakurznarkoticum Methohexital. Herausgegeben von Ch. Lehmann

58 Stoffwechsel. Pathophysiologische Grundlagen der Intensivtherapie. Herausgegeben von K. Lang, R. Frey und M. Halmágyi.

59 Anaesthesia Equipment. By P. Schreiber

60 Homoiostase. Wiederherstellung und Aufrechterhaltung. Herausgegeben von F. W. Ahnefeld und M. Halmágyi

61 Essays on Future Trends in Anaesthesia. By A. Boba

62 Respiratorischer Flüssigkeits-Wärmeverlust des Säuglings und Kleinkindes bei künstlicher Beatmung. Von W. Dick

63 Kreislaufwirkungen von nicht depolarisierenden Muskelrelaxantien. Von H. Schaer

64 Sauerstoffüberdruckbehandlung. Probleme und Anwendung. Herausgegeben von I. Podlesch

65 Der Wasser- und Elektrolythaushalt des Kranken. Von H. Baur

66 Überlebens- und Wiederbelebungszeit des Herzens. Von P. G. Spieckermann

67 Energiebedarf und Sauerstoffversorgung des Herzens in Narkose. Von D. Kettler

70 Die Sekretion des Nebennierenmarks unter dem Einfluß von Narkotica und Muskelrelaxantien. Von M. Göthert.

In Vorbereitung:

68 Anaesthesie mit Gamma-Hydroxibuttersäure. Herausgegeben von W. Bushart und P. Rittmeyer

69 Ketamin. Neue Ergebnisse in Forschung und Klinik. Herausgegeben von M. Gemperle, H. Kreuscher und D. Langrehr

71 Anaesthesie und Wiederbelebung bei Säuglingen und Kleinkindern. Herausgegeben von F. W. Ahnefeld und M. Halmágyi

72 Therapie lebensbedrohlicher Zustände bei Säuglingen und Kleinkindern. Herausgegeben von R. Frey, M. Halmágyi und K. Lang

73 Schmerzklinik. Herausgegeben von R. Frey, M. Halmágyi und H. Nolte